dr. Henny M.J. van Schrojenstein
Lantman-de Valk
prof.dr. Job F.M. Metsemakers

De huisarts en de patiënt met een verstandelijke beperking

Practicum huisartsgeneeskunde

een serie voor opleiding en nascholing

redactie
dr. H.E. van der Horst
dr. M.E.T.C. van den Muijsenbergh
drs. J. Talsma
dr. J.O.M. Zaat

dr. Henny M.J. van Schrojenstein
Lantman-de Valk
prof.dr. Job F.M. Metsemakers

De huisarts en de patiënt met een verstandelijke beperking

Bohn
Stafleu
van Loghum

Houten, 2016

Eerste (ongewijzigde) druk, Bohn Stafleu van Loghum, Houten 2016

ISBN 978-90-368-1377-8 **ISBN 978-90-368-1378-5 (eBook)**
DOI 10.1007/978-90-368-1378-5

NUR 870
Omslagontwerp en typografie: Marianne Elbers, Amsterdam

Bohn Stafleu van Loghum
Het Spoor 2
Postbus 246
3990 GA Houten

www.bsl.nl

Voorwoord

De zorg voor mensen met een verstandelijke beperking maakt grote veranderingen door. Waar mensen vroeger totale verzorging kregen in instituten in de bossen, ver weg van de rest van de maatschappij, en ver weg van familie en bekenden, wordt er sinds een aantal jaren zowel internationaal alsook in Nederland een ander beleid gevoerd.

In toenemende mate participeren mensen met een verstandelijke beperking als normale burgers in de maatschappij. Steeds vaker verhuizen zij uit instellingen naar kleinschalige woonvoorzieningen in dorp of stad. Door het grotere aanbod aan dagbestedings- en logeermogelijkheden wordt het voor ouders beter mogelijk om kinderen en jongeren met een verstandelijke beperking in hun eigen gezin te laten opgroeien. Dit betekent dat steeds meer mensen met een verstandelijke beperking niet meer in instellingen wonen en dat zij steeds vaker voor hun gezondheidszorg een beroep zullen doen op de huisarts.

Het bijzondere van gezondheidsproblemen bij mensen met een verstandelijke beperking is enerzijds de communicatie daarover, en anderzijds het gegeven dat er nogal wat gezondheidsproblematiek is die samenhangt met de handicap.

Veel mensen met een verstandelijke beperking hebben beperkte verbale capaciteiten, zowel actief als passief. In het consult met de huisarts is vaak de aanwezigheid van een ouder of verzorger nodig die de klachten van de persoon met de handicap onder woorden brengt, en kan meepraten of meebeslissen over de behandeling.

Uit onderzoek blijkt dat mensen met een verstandelijke beperking in huisartspraktijken meer gezondheidsproblemen hebben dan mensen zonder deze handicap. Het gaat om problemen die samenhangen met de aard van de handicap, zoals neurologische, psychiatrische en motorische problemen, en problemen bij het horen en zien. Ook zijn er vaker gezondheidsproblemen die samenhangen met de levensomstandigheden van deze mensen. Door hun vaak beperkte bewegingspatroon, een hoger medicijngebruik en stoornissen in de kauw- en slikmotoriek blijken zij vaker overgewicht, obstipatie en fracturen te hebben.

Dit boek wil de huisarts steun bieden bij en inzicht geven in de bij mensen met een verstandelijke beperking veel voorkomende problemen op het gebied van de communicatie en de comorbiditeit, die anders zijn dan bij de rest van de bevolking. De huisarts hoeft daarin niet alleen te staan, maar zal wel op de hoogte moeten zijn van de mogelijkheden tot ondersteuning van de eerste lijn, en wat hij waar en aan wie kan vragen.

De bedoeling van dit boek is om in de vorm van een globaal overzicht van de meest voorkomende problemen en met behulp van casuïstiek de huisarts inzicht te geven, en handvatten voor aanpak te bieden. In bepaalde regio's van ons land, waar de deïnstitutionalisering nog maar net op gang is gekomen, zullen bepaalde casus zoals ze in dit boek beschreven zijn wellicht nog niet zo herkenbaar zijn, maar daarin zal de komende jaren verandering komen.

Verschillende mensen hebben ons geholpen bij dit boek. Ute Moog, klinisch geneticus in het Academisch Ziekenhuis Maastricht, hielp met de formuleringen over syndromen. Ankie van Knijff, diëtiste bij de stichting Pepijn en Paulus te Echt, adviseerde bij het hoofdstuk over voeding. Een van de casus komt van Herman van Rens, huisarts te Beek. Zijn ervaringen met mensen met een verstandelijke beperking in de huisartspraktijk zijn in de tekst verwerkt. Sonja Gellings en Hongkie Go, fysiotherapeuten bij de Stichting Pepijn en Paulus te Echt, leverden waardevolle informatie en praktische literatuurtips bij het hoofdstuk over neurologische problemen. Wij willen hen hier graag bedanken voor hun bijdrage.

Henny M.J. van Schrojenstein Lantman-de Valk, arts voor verstandelijk gehandicapten (AVG) bij de Stichting Pepijn en Paulus te Echt, tevens senior-onderzoeker, Capaciteitsgroep Huisartsgeneeskunde Universiteit Maastricht
Prof. dr. Job F.M. Metsemakers, hoogleraar huisartsgeneeskunde, Capaciteitsgroep Huisartsgeneeskunde Universiteit Maastricht

Inhoud

1 *De persoon met een verstandelijke beperking: definitie, aantallen, zorg*

Casus

In de zomer van 2003 deden tweedejaarsstudenten geneeskunde mee aan een onderwijsprogramma over gezondheidszorg voor mensen met een verstandelijke beperking. Om theorie en praktijk te integreren volgden de studenten vijf dagen lang een persoon met een verstandelijke beperking. Sandra (19 jaar oud) volgde Renee, 71 jaar oud. Renee heeft een spastische tetraplegie na een geboortetrauma, is rolstoelbehoeftig en rijdt zelfstandig met haar elektrische rolstoel over het terrein van de instelling waar ze (nog) woont. Bij de evaluatie in de onderwijsgroep na de eerste dag meelopen vertelde Sandra dat haar het meest verbaasde dat ze zoveel verschillende mensen had gezien en dat niet – zoals ze tevoren gedacht had – alle mensen een Downsyndroom hadden en kwijlden.

In dit hoofdstuk worden een aantal algemene begrippen uitgelegd en epidemiologische gegevens besproken.

Definitie

In Nederland hanteren we de onderstaande definitie van 'verstandelijke beperking', die in 2002 door de American Association on Mental Retardation (AAMR) is vastgesteld.

Iemand heeft een verstandelijke beperking als:
- zijn intellectueel functioneren duidelijk beneden het gemiddelde ligt;
- als dit probleem duidelijk is geworden voor de leeftijd van 18 jaar;
- en als de persoon beperkingen ondervindt op het gebied van conceptuele, sociale of praktische vaardigheden om zich aan te passen aan zijn omgeving.

Conceptuele vaardigheden zijn bijvoorbeeld: kunnen lezen, rekenen en klokkijken. Praktische vaardigheden zijn onder andere ADL-vaardigheden en kunnen deelnemen aan het verkeer. Voorbeelden van sociale vaardigheden zijn kunnen werken, de vrije tijd kunnen invullen en contacten kunnen leggen met andere mensen.

De vroeger veelgebruikte indeling naar IQ's wordt als minder zinvol beschouwd omdat die alleen maar correleert met het intellectuele niveau van functioneren en niets zegt over iemands aanpassingsvermogen.

Mate van beperking

Mensen met een verstandelijke beperking kunnen een meer of minder ernstige beperking hebben. Een veelgebruikte indeling naar niveau is de indeling in licht, matig, ernstig en zeer ernstig. Iemand met een zeer ernstige handicap functioneert op het niveau van een 0-1-jarige, iemand met een ernstige handicap op het niveau van een 1-3-jarige, iemand met een matige handicap op het niveau van een 4-6-jarige, en iemand met een lichte handicap op het niveau van een 6-11-jarige. Bij mensen met complexe problemen is er vaak sprake van een discrepantie tussen het cognitief en emotioneel functioneren. Iemand die cognitief op het niveau van een 6-jarige functioneert, maar emotioneel op dat van een 1-jarige, wordt gemakkelijk overvraagd en is daardoor extra kwetsbaar. Het bepalen van niveaus en eventuele verschillen tussen cognitief en emotioneel functioneren kan het beste overgelaten worden aan ter zake deskundige gedragswetenschappers. Het loont ook voor de huisarts om deze gegevens in het patiëntendossier op te slaan, omdat ze een goed handvat bieden voor het niveau waarop de patiënt aangesproken kan worden.

Om hoeveel mensen gaat het?

Veel huisartsen denken dat in hun praktijk een of twee mensen met een verstandelijke beperking voorkomen. Bij een onderzoek in 2002 vonden wij dat er tussen de 87.000 en 117.500 mensen met een verstandelijke beperking in Nederland zijn. In huisartspraktijken heeft ongeveer 0,3 % van de populatie een verstandelijke beperking – daarbij zijn de mensen die in een residentiële voorziening wonen niet meegerekend. Dat zijn zeven tot acht mensen met een verstandelijke beperking per normpraktijk. Het betreft enerzijds kinderen, anderzijds volwassenen die bij of nabij ouders, broers of zussen wonen.

Registratie van de verstandelijke beperking in het huisartsenregistratiesysteem (HIS) gebeurt nog niet in elke praktijk en is zeker niet uniform. De registratie in het HIS maakt gebruik van de International Classification of Primary Care (ICPC). De ICPC-code P85 duidt 'mentale retardatie' aan. Als gekozen wordt voor een ICPC-code, is dit de beste optie. Een alternatief is mensen met een verstandelijke beperking in het HIS van een ruiter te voorzien.

De oorzaak van de handicap

Met behulp van klinisch genetisch onderzoek kan bij ongeveer 40-60% van de mensen met een verstandelijke beperking een al dan niet erfelijke oorzaak worden aangetoond. Een moeilijke bevalling, door veel ouders ervaren als de oorzaak van de verstandelijke beperking, is minder vaak dan gedacht als oorzaak aan te wijzen en/of kan een genetisch bepaalde aandoening camoufleren. Onderzoek naar de oorzaak van de handicap is van belang om het herhalingsrisico voor andere familieleden (ouders, broer of zus met kinderwens) te bepalen. Belangrijker is nog dat een diagnose aanknopingspunten kan leveren voor te verwachten comorbiditeit, het verdere beloop en de aanpak. Het voert te ver om hier uitgebreid op de vele mogelijke (genetische) oorzaken van een handicap en de medische, psychosociale en erfelijkheidsaspecten in te gaan. Klinisch genetische centra en AVG's zullen graag behulpzaam zijn bij het aanvragen van klinisch genetisch onderzoek en meer informatie geven. Bij wijze van voorbeeld worden hier enkele syndromen besproken.

Syndroom van Down

De oudst bekende chromosoomafwijking wordt gekarakteriseerd door een extra chromosoom 21 (trisomie 21). In circa 94% is het extra chromosoom 21 het gevolg van een delingsfout van de chromosomen tijdens de vorming van de eicel of de zaadcel. Dit is de niet-erfelijke vorm van trisomie 21, aangeduid als 47,XY,+21 voor mannen en 47,XX,+21 voor vrouwen.

Bij neonaten met het syndroom van Down is er een verhoogde kans op een aangeboren hartgebrek en op een pylorusstenose. Door de algehele hypotonie kan borstvoeding moeilijk zijn. Zeer frequent voorkomende gezondheidsproblemen bij kinderen en volwassenen met het

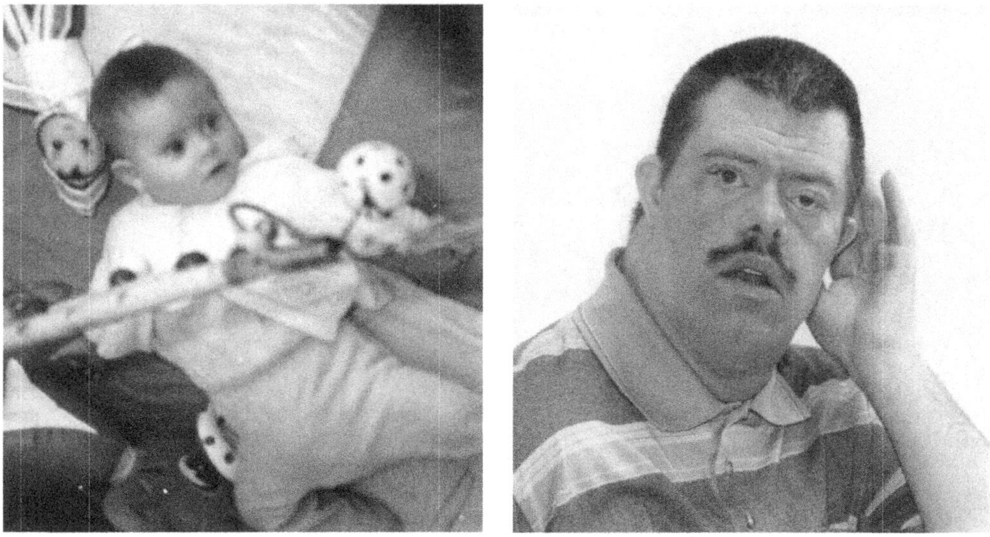

Figuur 1.1

Links: Patiënt met Downsyndroom op de leeftijd van 1,9 maanden
Rechts: Dezelfde patiënt op latere leeftijd

syndroom van Down zijn hoor- en visusstoornissen, hypothyroïdie, een neiging tot luchtweginfecties en problemen met mondhygiëne en de tandontwikkeling. Verder bestaat er een verhoogde kans op leukemie. Er bestaan controleschema's om op deze problemen te anticiperen. Gespecialiseerde kinderartsen of Downsyndroom-poliklinieken op diverse plaatsen in het land, kunnen hierbij goed ondersteunen, net als de oudervereniging.

Fragiele-X-syndroom

Dit is de meest voorkomende monogene oorzaak van een verstandelijke beperking; de diagnose wordt door middel van DNA-onderzoek gesteld. Patiënten (zowel mannen als vrouwen) met het fragiele-X-syndroom laten een sterke verlenging ('volledige mutatie') van een reeks van tri-nucleotiden in het FMR1-gen op het X-chromosoom zien. Mannen met een volledige mutatie zijn mentaal geretardeerd. Slechts de helft van de vrouwen met een volledige mutatie heeft daarentegen leerproblemen of een minder ernstige verstandelijke beperking; bij hen is sprake van 'compensatie' door het tweede, gezonde X-chromosoom.

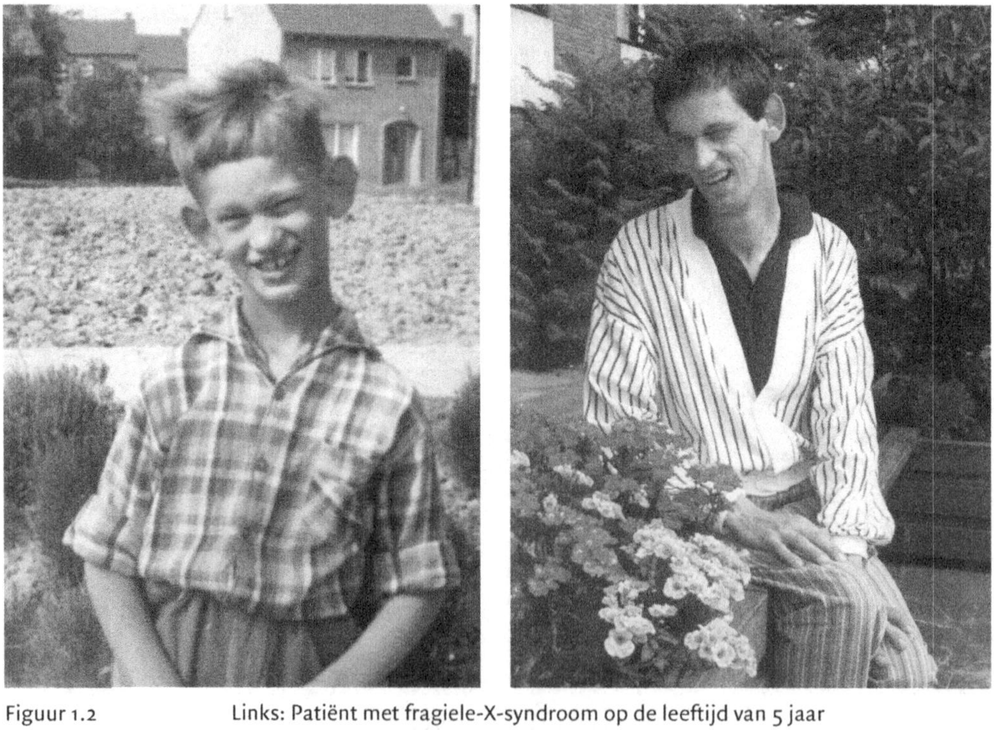

Figuur 1.2 Links: Patiënt met fragiele-X-syndroom op de leeftijd van 5 jaar
Rechts: Dezelfde patiënt op latere leeftijd

Het typische uiterlijk bij mannen wordt vaak pas in de loop der jaren duidelijk: een lang, smal gelaat met grote oren, en grote testikels. Naast de verstandelijke beperking zijn er vaak problemen in de coördinatie van fijne en grove motoriek, spraakstoornissen met vooral perseveraties, autistiforme contactstoornissen en *attention deficit disorders*, al dan niet met hyperactiviteit (ADHD). Vrouwen met het fragiele-X-syndroom zijn niet alleen minder geretardeerd, maar hebben ook minder uitgesproken gedragsproblemen.

De aanleg voor dit syndroom wordt eerst als kleinere verlenging ('premutatie') van generatie op generatie overgedragen; de aandoening kan grote families betreffen. Zo'n premutatie heeft geen klinische consequenties, maar is wel instabiel; vrouwen met de premutatie hebben een verhoogd risico op een kind met de volledige mutatie. Een tijdige diagnose is zeer belangrijk: voor de patiënt zelf en voor erfelijkheidsadvisering van de familie. Een zorgvuldige familieanamnese kan verhelderend zijn.

Prader-Willi-syndroom

Deze aandoening berust op een afwijking van het van de vader afkomstige chromosoom 15 (bij dezelfde afwijking van het moederlijke chromosoom 15 ontstaat een ander beeld, namelijk het Angelman-syndroom). Zuigelingen met het Prader-Willi-syndroom zijn opvallend hypotoon en hebben in het begin voedingsproblemen. De motorische ontwikkeling is vertraagd, net als de spraak. Hyperfagie en obesitas kunnen al in de kleuterjaren beginnen. De kinderen zijn ernstig gepreoccupeerd met het zoeken van eten; dit kan tot grote problemen leiden, inclusief het eten van niet-eetbare zaken. Door het overgewicht is er later een verhoogde kans op diabetes. De seksuele ontwikkeling kan zowel bij jongens als meisjes vertraagd verlopen. Vaak treden er slaapstoornissen op, in de zin van excessieve slaperigheid overdag. Gedragsmatig vallen de symptomen binnen het obsessief-compulsieve spectrum op, zoals veel krabben en peuteren. Adolescenten en volwassenen met het beeld kunnen psychotische stoornissen ontwikkelen. In de begeleiding van mensen met het Prader-Willi-syndroom zijn een consequente aanpak van de eetproblemen en de bewaking van het gewicht uitermate belangrijk, evenals stimulatie van voldoende lichamelijke activiteit.

Vroegdiagnostiek

Het herkennen van een ontwikkelingsachterstand bij zeer jonge kinderen kan moeilijk zijn en er is een grote overlap tussen wat nog normaal is en wat al wel afwijkend is.

Ouders van kinderen met een verstandelijke beperking hebben vaak het gevoel lange tijd niet serieus genomen te zijn door de hulpverleners. Voor artsen is het soms moeizaam manoeuvreren tussen niet onnodig

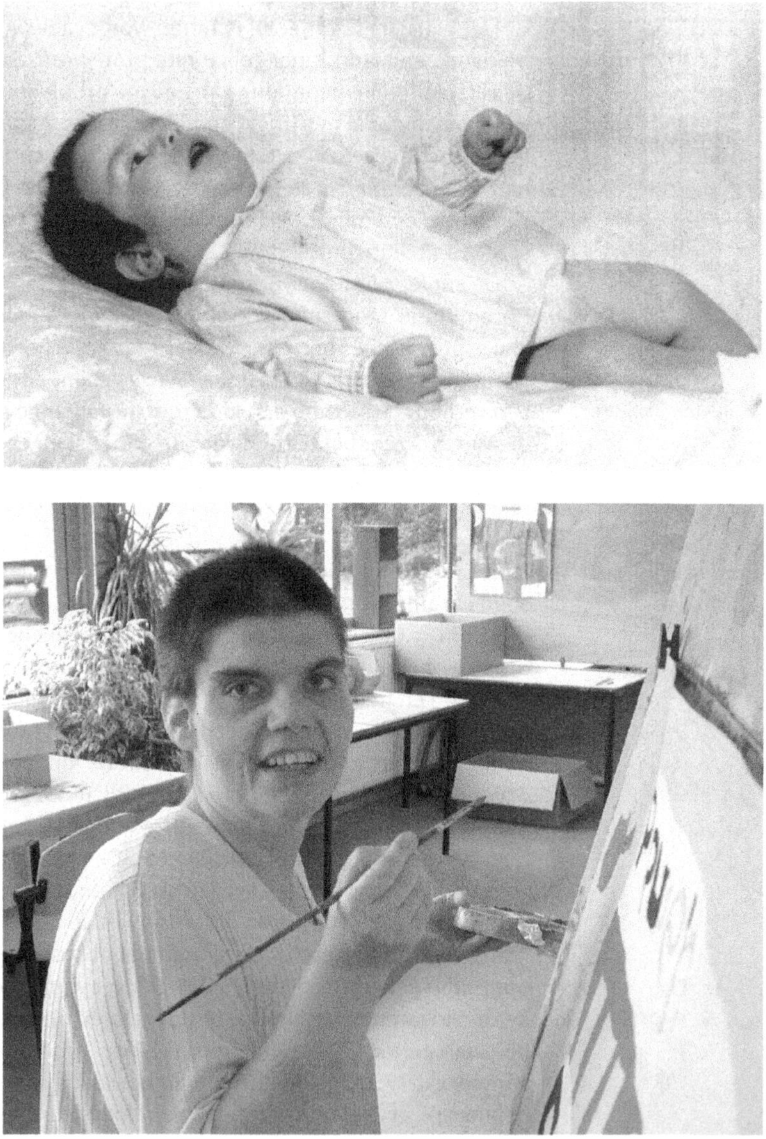

Figuur 1.3 Boven: Patiënt met Prader-Willi-syndroom op de leeftijd van 7 maanden
Onder: Dezelfde patiënt op latere leeftijd

ongerust maken en te laat (?) met een onheilstijding te komen. Voor ouders is het een regelrechte calamiteit als hun kind inderdaad een verstandelijke beperking heeft: alle dromen over de toekomst van dit kind, en eigenlijk ook over de toekomst van de andere gezinsleden, vallen aan duigen. Alle reden voor de huisarts om nauw contact te onderhouden als de diagnose gesteld wordt.

Wanneer er al bij de geboorte duidelijk zichtbare afwijkingen zijn, bijvoorbeeld bij een kind met het syndroom van Down, zal al snel verwijzing naar een kinderarts en een klinisch genetisch centrum plaatsvinden. Bij afwezigheid van zulke duidelijke dysmorfieën kan in de periode van onzekerheid een verwijzing naar een kinderfysiotherapeut of kinderlogopedist soms helpen om vermoedens te bevestigen of juist vast te stellen dat er geen afwijkende ontwikkeling is. Soms is alleen *watchful waiting* mogelijk: geregeld het kind laten evalueren door ter zake kundige specialisten. Afhankelijk van de op de voorgrond staande problematiek kan dit de kinderfysiotherapeut, kinderlogopedist, consultatiebureauarts of kinderarts zijn. Wanneer er geen uiterlijke kenmerken zijn, kan de verstandelijke beperking soms pas tussen het vierde en zesde levensjaar duidelijk worden. Ouders hebben ook tijd nodig om aan het idee te wennen dat hun kind een verstandelijke beperking heeft.

Doorgaans is er een periode van ontkenning voorafgaand aan het accepteren van de diagnose, die jaren in beslag kan nemen. Ouders hebben tijd en ruimte nodig om te kunnen leven met deze doorgaans als zwaar ervaren diagnose. Vaak willen zij er alles aan doen om hun kind zo goed mogelijke kansen te bieden in dit leven. Een goede mogelijkheid voor stimulering van in hun ontwikkeling bedreigde kinderen biedt de integrale vroeghulp.

Integrale vroeghulp

'Integrale vroeghulp' is de hulpverlening door fysiotherapeut, logopedist of ergotherapeut die gestart kan worden zodra er een ontwikkelingsachterstand gediagnosticeerd is, en lang voor de diagnose 'verstandelijke beperking' gesteld is. Integrale vroeghulp is erop gericht de ontwikkeling van het kind zo snel en zoveel mogelijk te stimuleren, onafhankelijk van de uiteindelijke diagnose. Verwijzing vindt doorgaans plaats via kinderartsen of sociaal-pedagogische diensten.

Gezondheidsvoorlichting

Door de aard van hun handicap kunnen veel mensen met een verstandelijke beperking niet lezen. Voorlichtingsmateriaal over gezonde voeding, niet roken, veilig vrijen, enzovoort, is vaak heel 'talig' en veel te moeilijk voor deze doelgroep. Op dit gebied zal er de komende jaren nog veel ontwikkeld moeten worden.

Woonvormen

De huisvesting van mensen met een verstandelijke beperking verandert in snel tempo. Tot 1998 verbleven 30.000 mensen met een verstandelijke beperking in *instellingen*. Hier woonden honderd tot duizend mensen bij elkaar in groepen van acht tot vijftien personen, doorgaans volwassenen. Het ontstaan van kinderdagverblijven in de jaren zeventig van de vorige eeuw maakte het voor ouders gemakkelijker hun kind met een verstandelijke beperking in het eigen gezin op te voeden. Alleen kinderen met multipele complexe problematiek, dat wil zeggen kinderen die naast hun verstandelijke beperking ook nog motorische en andere gezondheidsproblemen hebben (zintuigstoornissen, niet-instelbare epilepsie) en kinderen met pervasieve ontwikkelingsstoornissen wonen nog in instellingen. Onder 'pervasieve ontwikkelingsstoornis' verstaan we alle afwijkingen die onder het autistisch spectrum vallen.

Sinds midden jaren negentig van de vorige eeuw is het regeringsbeleid erop gericht mensen met een verstandelijke beperking zoveel mogelijk te laten integreren in de maatschappij. Daardoor zijn er de laatste jaren veel mensen uit instellingen verhuisd zijn naar gewone, al dan niet aangepaste woningen in dorp of stad. In de jaren tachtig en negentig van de vorige eeuw woonden er vaak tien tot twaalf mensen in een zogenaamde *sociowoning*; de laatste jaren zijn er vaak groepjes van drie tot zes mensen in een woning. Soms zijn deze woningen verspreid door een wijk, in andere gevallen zijn er tien of meer huizen die naast of bij elkaar gelegen zijn. Waren het in de beginjaren vooral mensen met een lichte of matige handicap die zo woonden, nu verhuizen in toenemende mate ook mensen met een ernstiger handicap naar een kleinschalige woonvoorziening. Ook zijn er groepen ouders die met een persoonsgebonden budget gezamenlijk een huis huren of kopen en zelf de zorg inkopen voor hun kinderen.

In *gezinsvervangende tehuizen* (GVT's) – vaak gestart in de jaren zeventig – wonen 20 à 25 mensen bij elkaar. Dit zijn veelal mensen met een lichte of matige verstandelijke beperking. Deze mensen zijn altijd voor hun gezondheidszorg ingeschreven in huisartspraktijken. Wellicht hebt u zelf een GVT in uw praktijk, of komt u er in de avond- en nachtdienst.

In de buurt van de GVT's zijn vaak woningen voor *begeleid zelfstandig wonen* (BZW), waar drie of vier mensen met minimale steun van het GVT een redelijk zelfstandig bestaan leiden. Het geheel van GVT's en BZW-voorzieningen wordt op veel plaatsen nu *woonbegeleidingscentrum* (WBC) genoemd. In totaal wonen in Nederland ongeveer 20.000 mensen in woonbegeleidingscentra.

Gezondheidszorg voor mensen met een verstandelijke beperking

De AVG

Een AVG is een arts voor verstandelijk gehandicapten. Het vakgebied 'medische zorg voor mensen met een verstandelijke beperking' werd in 2000 door de minister officieel erkend als zelfstandig specialisme. Inmiddels zijn er op grond van een overgangsregeling 135 AVG's geregistreerd. De driejarige opleiding, gestart in 2000, is ondergebracht bij de huisartsopleiding van de Erasmus Universiteit Rotterdam. Het eerste en derde jaar bestaan uit een combinatie van leren en werken in dienst van een instelling; het tweede jaar wordt besteed aan verdieping in belangrijke aanverwante vakgebieden, zoals de klinische genetica, revalidatiegeneeskunde, psychiatrie, epilepsie en zintuigstoornissen.

Tot voor enkele jaren werkten AVG's voornamelijk als behandelend arts binnen een instelling of als adviserend teamarts bij een GVT of activiteitencentrum. In toenemende mate werken AVG's ook voor cliënten die niet in instellingen wonen. De diensten van een AVG worden vergoed uit de AWBZ. U kunt als huisarts verwijzen, maar de cliënt kan ook rechtstreeks een beroep doen op de AVG. In beide gevallen heeft hij een indicatie nodig van het Regionaal Indicatie Orgaan (RIO). De Sociaal Pedagogische Zorg (SPZ) kan helpen zo'n indicatie te verkrijgen.

Verwijzen

U kunt verwijzen naar de AVG voor klachten en problemen die samenhangen met de verstandelijke beperking en die niet (meer) liggen op het gebied van de huisarts of de specialist. In het kader zijn voorbeelden gegeven.

Een AVG is lid van een multidisciplinair team en kan een beroep doen op gespecialiseerde paramedici en gedragswetenschappers. Ook beschikt de AVG over een netwerk van medische specialisten binnen en buiten zijn organisatie. Hierdoor is de AVG ook bij uitstek geschikt om het medisch deel van het zorgplan te schrijven voor de mensen met een

Verwijsindicaties:

- onduidelijke of complexe gezondheidsproblemen;
- gezondheidsproblemen bij meervoudig complexe handicap;
- specifieke gezondheidsproblemen bij syndromen;
- verouderingsproblemen en gezondheidsproblemen in de laatste levensfase;
- eet- of drinkproblemen;
- psychiatrische en gedragsproblemen;
- epilepsie;
- second opinion.

verstandelijke beperking die dat nodig hebben. Ook is de AVG degene die de zorg kan coördineren.

Waar vindt u een AVG?

De zorg voor mensen met een verstandelijke beperking verandert voortdurend. En daarmee ook de werkplek van de AVG. Veelal zal de huisarts binnen de regio gebruik kunnen maken van bestaande contacten. Als dit niet toereikend is, kan het secretariaat van de Nederlandse Vereniging van Artsen voor Verstandelijk Gehandicapten (NVAVG) op korte termijn een contact tot stand brengen. Het secretariaat is bereikbaar via e-mail : secretariaat@nvavg.nl of telefoon (010-408 83 83). Ook de website (www.nvavg.nl) biedt een toegankelijke ingang.

Literatuur

Lucasson R, Bortwick-Duffy S, Buntinx WHE, et al. Mental Retardation. Definition, Classification, and Systems of Support. AAMR, Washington 2002.
Maas JMAG, Serail S & Janssen AJM. Frequentie-onderzoek geestelijk gehandicapten 1986. Tilburg, IVA, Instituut voor sociaal-wetenschappelijk onderzoek van de Katholieke Universiteit Brabant 1988.
Schrojenstein Lantman-de Valk, HMJ van. Health problems in people with intellectual disability. Aspects of morbidity in residential settings and in primary health care. Proefschrift, Universiteit van Maastricht 1998.
Schrojenstein Lantman-de Valk HMJ van, Heurn-Nijsten EWA van, Wullink, M, Dinant GJ, Gebolder HFJM en Metsemakers JFM. Prevalentie-onderzoek mensen met een verstandelijke beperking in Nederland. Universiteit Maastricht, Maastricht 2002.
Wilson GN, Cooley WC. Preventive management of children with congenital anomalies and syndromes. Cambridge University Press., Cambridge UK 2000.

Informatie over syndromen en comorbiditeit is te vinden via www.nvavg.nl

2 Communicatie

Casus 1

Willem is een 50-jarige man, die in een sociowoning om de hoek van de praktijk woont. U kent hem wel: hij werkt bij het plaatselijke tuincentrum en hij geeft u altijd uitgebreide adviezen als u plantjes komt kopen.

Op een ochtend belt de groepsleidster van zijn woning. Willem wil zijn bed niet uit, hij heeft buikpijn en een beetje dunne ontlasting. Er zijn meer mensen met buikgriep in de praktijk. U gaat kijken, maar vindt eigenlijk niets bijzonders aan de buik. U stelt de diagnose: mogelijk virale darminfectie en u vraagt terug te bellen bij verergering van de klachten. Een dag later wordt er opnieuw gebeld. Willem heeft nog steeds pijn. Hij loopt wel wat rond door de woning, hij eet en drinkt, maar niet veel. Hij heeft enkele malen per dag dunne ontlasting. Het klinkt allemaal nogal onschuldig, en u besluit nog een dag af te wachten, hoewel de groepsleidster (een andere dan die u gisteren aan de telefoon had) er niet gerust op is.

Is afwachten verantwoord?

In de tien jaar dat Willem al in uw dorp woont en in de praktijk zit, hebt u hem eigenlijk nog nooit gezien. Hij is nooit ziek. Hij heeft vanaf jonge leeftijd in instellingen gewoond, tot hij naar de sociowoning verhuisde. Over zijn vroege jeugd en familie is niets bekend. Uw besluit om af te wachten baseert u op het gegeven dat er nu eenmaal buikgriep heerst, op de tien jaren dat u Willem als een gezonde man kent, en op het feit dat er geen alarmsignalen in het verhaal te vinden zijn.

Vervolg casus 1

Weer een dag later gaat u zoals afgesproken opnieuw kijken, en vindt u een doodzieke man met shockverschijnselen. Dat had u niet verwacht, u schrikt ervan. U stuurt hem met spoed in. Hij heeft een geperforeerd maagulcus, met vocht in de vrije buikholte. De chirurg schat in dat dit beeld al langer dan 24 uur bestaat.

Klachtenpresentatie

De symptoompresentatie kan bij mensen met een verstandelijke beperking anders zijn dan bij anderen. Een aantal mensen heeft een andere pijnbeleving. U zou bij deze casus van een acute buik meer pijnklachten verwacht hebben. Het heeft u verrast dat dit beeld zo snel kon verlopen, en het maakt dat u zich ongemakkelijk voelt met de situatie.

Een beperkte anamnese

Willem spreekt weliswaar korte woordzinnen, maar als een vreemde (dat is de huisarts voor hem ook) hem iets vraagt, wordt het al snel moeilijk. De vraag naar de aard en de locatie van de pijn kan al te veel gevraagd zijn. Uw eigen observatie, en die van zijn verzorgers, wordt dan heel belangrijk. Vraag de verschillende verzorgers schriftelijk te rapporteren: Wanneer heeft de patiënt nog gegeten of gedronken, en hoeveel? Wanneer geplast of gedefeceerd? Is er koorts, en hoelang al? Is de patiënt goed bij bewustzijn of suf? Heeft hij vaste medicijnen en zijn die normaal ingenomen of wellicht uitgebraakt?

Al deze dingen die zo vanzelfsprekend lijken, en door ouders van een ziek kind (of een kind met een verstandelijke beperking) moeiteloos opgelepeld worden, blijken veel minder vanzelfsprekend wanneer meerdere personen in hun werk, dat ook nog vele andere zaken omvat, de zorg voor een zieke delen.

Met deze wetenschap in het achterhoofd kunt u enerzijds aan de telefoon gerichtere vragen stellen, en moet u ook bij twijfel besluiten om zelf de patiënt te zien. In het contact is het belangrijk om eenvoudige taal te gebruiken. Neem de tijd, zorg voor een rustige omgeving. In de eigen spreekkamer bepaalt de arts uiteraard zelf de regels. Maar laat bij een visite ook de patiënt naar de eigen kamer gaan, en laat de radio en televisie uitzetten. Denk na bij de vragen die u stelt: open vragen kunnen algauw te moeilijk zijn voor iemand met beperkte verbale capaciteiten. Als u gesloten vragen stelt, doe het dan zo dat de patiënt vrij kan kiezen uit de alternatieven die u biedt, of stel de vraag twee keer, met de mogelijkheden in een andere volgorde, om te voorkomen dat de patiënt, die u vreselijk graag een plezier wil doen, het laatst besprokene als antwoord kiest.

Willem heeft nog verbale capaciteiten, zij het beperkt. Sommige mensen met een verstandelijke beperking hebben in het geheel geen actieve taal, zodat u alleen op de informatie van de begeleider moet varen. Dan wordt uw klinische blik nog belangrijker.

Consult met persoon met een verstandelijke beperking:

- gebruik eenvoudige taal;
- stel geen open vragen;
- neem de tijd;
- laat radio en televisie uitzetten;
- vraag een begeleider als tolk/vertaler of als informant bij het consult.

Een derde persoon bij het consult

Veel mensen met een verstandelijke beperking hebben in het consult met de arts hulp van een derde nodig. Bij mensen die thuis wonen, is dat de ouder, of soms een broer of zus. Bij mensen die uit instellingen zijn verhuisd naar kleinschalige woonvoorzieningen is dat vaak iemand van de groepsleiding. Het grote verschil tussen familie en verzorgenden is dat familie doorgaans 24 uur per dag beschikbaar is, en in elk geval een totaaloverzicht heeft van de lotgevallen van de patiënt.

Een groepsleider is geen A-verpleegkundige

Verzorgenden werken acht uur per dag of minder, hebben de verantwoording voor meerdere – soms wel tien – bewoners. Naast de zieke zijn er nog anderen die op diverse manieren hun aandacht nodig hebben, en dat moet allemaal in de overdracht naar de volgende dienst gerapporteerd worden; details worden dan gemakkelijk vergeten. De opleiding van groepsleiders is meer agogisch dan medisch gericht. U moet zeker niet verwachten dat zij de klinische blik hebben die uw praktijkverpleegkundige of assistente heeft. Ze hebben andere, zeer waardevolle deskundigheden.

Bij mensen met een lichte verstandelijke beperking hoeft een groepsleider als derde persoon alleen maar als tolk op te treden: hij zorgt ervoor dat u de moeizaam articulerende persoon verstaat, en dat de persoon met een verstandelijke beperking de moeilijke woorden van de dokter begrijpt. Bij mensen met minder of geen verbale capaciteiten heeft een groepsleider die de patiënt kent vaak de rol van informant en onderhandelaar. Hij kan met u controleren of de patiënt uw vraag begrepen heeft, en kan beter dan u de vraag non-verbaal ondersteunen en het antwoord naar u terugvertalen. De groepsleider kan op grond van zijn vertrouwdheid met de patiënt deze geruststellen als u vervelend onderzoek moet doen, dat onderzoek eventueel voordat u begint uitleggen – ook dat kan met gebaren – en zo de rust bewaren.

Hetzelfde geldt voor overleg over de behandeling: Hoelang moeten de medicijnen gebruikt worden? Bij welke symptomen moet de patiënt bij u terugkomen? Wat betekent rusten? En wat zijn de alternatieven als een behandeling niet uitvoerbaar is? Soms moeten medicijnen in vloeibare vorm voorgeschreven worden, omdat ze anders niet ingenomen worden. Vaak moet een behandeling ingepast worden in een dagprogramma dat vooral op grond van agogische overwegingen is opgesteld, en ook daarover moet overlegd worden. De man met de pervasieve ontwikkelingsstoornis die een rustgips krijgt omdat hij anders meteen gaat lopen na de operatie, kan daarmee niet twee keer per dag zijn vaste route wandelen zoals dat voor hem in zijn programma hoort. De groeps-

Derde persoon bij consult

Continuïteit:
- ouder heeft 24 uur per dag overzicht;
- groepsleider is maximaal 8 uur per dag aanwezig;
- rapportage moet geschreven en gelezen worden.

Rol:
- tolk/vertaler voor mensen met lichte beperking;
- informant/onderhandelaar voor mensen met ernstige beperking.

leider kan hem wel in een rolstoel zetten en met de rolstoel hetzelfde parcours aflopen.

Communicatieproblematiek is vaak gemakkelijker te hanteren als er een betrokken ouder beschikbaar is. Zij zijn 24 uur per dag, of in elk geval het grootste deel van de dag, met hun kind bezig en kunnen door deze continuïteit vaak heel goed aanvoelen waar het probleem zit.

Vervolg casus 1

Willem wordt met spoed geopereerd, de perforatie wordt overhecht. Het genezen gaat moeizaam: er treedt wonddehiscentie op. Na zijn terugkomst uit het ziekenhuis blijkt de verzorging te zwaar voor het personeel van de sociowoning. Willem wordt tijdelijk opgenomen op de ziekenboeg van de instelling waar hij vandaan komt. Hij verdwijnt uit uw blikveld.

Casus 2

Adèle, een mooi meisje van 19 in een rolstoel, heeft een zeer ernstige verstandelijke beperking. Ze kan niet praten, alleen wat brabbelen, en stralend glimlachen. Haar moeder aanbidt haar. Adèle woont bij haar ouders, en bezoekt dagelijks een dagverblijf. Ze komt met haar moeder op het spreekuur. Ze huilt veel de laatste weken. Ze slaat zich op de wangen, en ze eet minder. Haar moeder vraagt u te onderzoeken of er een lichamelijke oorzaak is voor dit afwijkende gedrag.

Adèle heeft kernicterus doorgemaakt, en dat is de oorzaak van haar verstandelijke beperking. Ze heeft altijd thuis gewoond. Ze werd begeleid door een kinderarts en een revalidatiearts. Het huis werd aangepast: er kwam een slaapkamer beneden en een badkamer. Adèle bezocht het kinderdagverblijf, de ZMLK-school en sinds een jaar het dagverblijf voor ouderen. Mede door haar zonnige humeur is ze de spil van het gezin. Ze heeft een oudere broer die student geneeskunde is.

Wat speelt er nu bij Adele? Adèle kan niet zeggen of ze ergens pijn heeft. De vraag van haar moeder is heel terecht. Een paar jaar geleden had ze dezelfde symptomen. Toen was er een tandwortel ontstoken. Zou er weer zoiets aan de hand kunnen zijn?

Vervolg casus 2

Terug naar Adèle. Bij voorzichtig onderzoek ziet u een duidelijke zwelling van het tandvlees bij een van de kiezen, die pijnlijk is bij palpatie. U verwijst naar de gespecialiseerde tandarts. Bij het volgende contact vertelt de moeder van Adèle dat Adèle enkele dagen na de behandeling weer geheel de oude was.

Gedragsstoornissen

Onderliggende oorzaken van verschillende aard

Over gedragsstoornissen is veel geschreven en in de loop der jaren verschillend gedacht. Een veelgebruikte definitie zegt: 'van gedragsstoornissen is sprake als het gedrag het dagelijks leven van de persoon met een handicap of zijn verzorgers dagelijks nadelig beïnvloedt'. Vaak hebben gedragsstoornissen een communicatieve functie en is het zogenaamde gestoorde gedrag een uiting van de persoon die geen taal tot zijn beschikking heeft en pogingen doet om iets duidelijk te maken. Goed kijken en (laten) observeren is heel belangrijk: Wat gebeurt er precies, en wanneer? Is er sprake van zelfverwonding, agressie naar materiaal of andere mensen? Wat gaat eraan vooraf? Op welke tijd van dag of week treedt het op? Kun je het voorkomen of onderbreken?

Bij recent ontstaan probleemgedrag is de kans zeer groot dat het afwijkende gedrag berust op een lichamelijk ongemak. Frequent voorkomende oorzaken zijn: kiespijn, oorpijn of slokdarmontstekingen (deze komen zeer vaak voor bij mensen met een ernstige verstandelijke beperking, met name bij mensen die rolstoelbehoeftig zijn en/of een ernstige scoliose hebben). Ook urineweginfecties, obstipatie, menstruatiepijn of contracturen en andere vormen van pijn kunnen aanleiding zijn tot gedragsproblemen.

Zeldzamer oorzaken van probleemgedrag vereisen consultatie van een specialist: een AVG, een neuroloog of een psychiater, bijvoorbeeld in het geval van sensorische deprivatie bij dove en/of blinde mensen. Zeker wanneer zij in grote groepen wonen, vallen deze mensen gemakkelijk buiten de boot, en vervelen ze zich doordat hun onvoldoende prikkels worden aangeboden. Hoe ziet de dag voor deze mensen eruit? Hoe vol of leeg is hun dagprogramma en wordt er specifieke aandacht aan hun sensorische beperking besteed?

Ook zijn er partiële epileptische aanvallen die zich manifesteren als afwijkend gedrag. Bijstellen van de anti-epileptische medicatie in overleg met neuroloog of AVG kan dit probleem verhelpen.

Acathisie, een onvermogen om stil te zitten, is een extrapiramidale bijwerking die kan optreden bij het gebruik van psychofarmaca. De diagnose kan gesteld worden door een psychiater of AVG en de behandeling bestaat uit het aanpassen van de dosering of het type medicatie.

Rouwreacties

Belangrijke gebeurtenissen in het leven van iemand die onvoldoende met woorden kan aangeven wat er aan de hand is, kunnen soms pas onder de aandacht komen omdat de persoon in kwestie gedragsproblemen gaat vertonen. U kunt hierbij denken aan iemand die niet bij de begrafenis van zijn moeder is geweest, en haar maar blijft zoeken. Maar ook aan het verlies van een groepsleidster die tien of twintig jaar de ups en downs in het leven van de gehandicapte heeft meegemaakt en nu van baan verandert.

Autisme en aanverwante contactstoornissen

Tegenwoordig wordt deze aandoening veelal aangeduid als 'pervasieve ontwikkelingsstoornis'. Pervasief, om aan te geven dat de aandoening diep ingrijpt in veel gebieden van het dagelijks leven.

Mensen met een aandoening op dit gebied hebben problemen in de socialisatie, communicatie en verbeelding. Ze missen het vermogen om informatie, zowel van buitenaf als van binnenuit komend, te integreren tot een zinvol geheel. Dit bemoeilijkt de communicatie: in het contact met iemand met een autistische stoornis is vaak meer sprake van eenrichtingsverkeer dan van een echt gesprek. Als autisten al actieve taal beheersen, is er vaak sprake van echolalie, dat wil zeggen het letterlijk herhalen wat de ander zegt. Dat kan het afnemen van een anamnese erg bemoeilijken, en ook hier bent u weer aangewezen op goede observatie door ouders of verzorgers. Veel autisten vertonen stereotiep gedrag: het voor anderen zinloos herhalen van voortdurend dezelfde handeling, dat daarmee gemakkelijk als gedragsstoornis wordt aangemerkt. Voor de autist heeft het stereotiepe gedrag wel degelijk zin; het is zijn manier om greep te krijgen op de wereld om hem heen. De goede vraag hier is voor wie het gedrag een probleem is, en als dat alleen voor de omgeving zo is, dan is het verstandiger om dit gedrag maar te accepteren.

De diagnose autisme kan gesteld worden door een deskundige gezondheidszorgpsycholoog. Gespecialiseerde logopedisten zijn bij uitstek opgeleid om de communicatieve beperkingen van mensen met autisme in kaart te brengen, en te adviseren over een voor het individu bruikbaar communicatiesysteem dat past bij zijn beperkingen en mogelijkheden en dat hem helpt zijn omgeving en de voorliggende tijd te overzien.

Behandeling van autisme

De behandeling/begeleiding van autisten bestaat voornamelijk uit het ondersteunen van de communicatie, en het zorgen voor duidelijkheid. Veel autisten zijn gebaat bij een dagprogramma dat voorspelbaar is, en waarin zo weinig mogelijk onverwachte dingen gebeuren. Hoewel er onder ouderverenigingen veel ervaringen worden verspreid over geneesmiddelen die helpen, is er geen *evidence* dat dat werkelijk het geval is.

Ongeveer drie kwart van de mensen met autisme heeft naast het autisme een verstandelijke beperking. Voor ouders kan dat moeilijk te accepteren zijn: het lijkt wel alsof autisme meer 'status' heeft dan een verstandelijke beperking. Omgekeerd heeft ongeveer 25% van de mensen met een verstandelijke beperking daarnaast autisme. Niet altijd wordt dit als zodanig herkend, terwijl juist deze mensen zeer gebaat zijn met een op hun autisme afgestemde behandeling en begeleiding.

Psychiatrische problemen

Mensen met een verstandelijke beperking hebben een verhoogde kans op psychiatrische problemen. Als er recent ontstane gedragsproblemen zijn en u bij uw lichamelijk onderzoek niets vindt, loont het om, al dan niet via de AVG, een psychiatrisch consult te vragen. Er is ervaring nodig om te zien of iemand hallucineert, een delier heeft of psychotisch is.

De voorgaande paragrafen zijn in het volgende schema samengevat.

Gedragsstoornissen:

1 Observatie: Wat gebeurt er precies? Wanneer? Hoe lang al?

2 Kortgeleden begonnen: sluit lichamelijke oorzaak uit – oorpijn (otitis), kiespijn, slokdarmontsteking, epilepsie. Denk ook aan rouwreactie.

3 Langer bestaand of recidiverend: sensorische deprivatie, acathisie door neuroleptica, psychiatrisch beeld.

Ondersteuning bij communicatieproblemen

Totale communicatie

Mensen met beperkte verbale capaciteiten kunnen soms prima communiceren met gebaren, mimiek, of gebruikmaken van plaatjes, pictogrammen of voorwerpen die dienstdoen als verwijzers. Ook mensen die doof en/of slechtziend zijn, kunnen gebruikmaken van hulpmiddelen om hun communicatie te ondersteunen en hetzelfde geldt voor mensen met autisme of aanverwante contactstoornissen. Een goed onderzoek van de persoon en zijn mogelijkheden is nodig om een adequaat advies te geven over welke hulpmiddelen geschikt zijn voor deze persoon in deze omgeving. Het luistert nauw: iemand die niet begrijpt dat een plaatje van een fles melk verwijst naar een fles melk, kan dat plaatje niet gebruiken om aan te geven dat hij graag melk wil drinken.

Gespecialiseerde logopedisten zijn opgeleid om de communicatieve mogelijkheden van de persoon met een verstandelijke beperking te onderzoeken; ook kunnen zij adviseren en het gebruik van hulpmiddelen in een gezins- of groepssituatie begeleiden.

Centrum voor Consultatie en Expertise

Wanneer gedragsproblemen al lang bestaan en de begeleidingssituatie is vastgelopen of dreigt vast te lopen, bestaat de mogelijkheid externe consulenten in te schakelen via het Centrum voor Consultatie en Expertise. Via regionale centra kan zo een beroep gedaan worden op artsen, gedragswetenschappers, psychiaters of andere deskundigen die verbonden zijn aan andere centra voor mensen met een verstandelijke beperking. Zij zijn beschikbaar voor consultatie en advies, en ook voor procesbegeleiding en casemanagement. Dit is een uitstekende manier om met andermans ogen weer fris tegen een slepende casus aan te kijken. Iedereen (ouders, huisartsen en professionals) kan een consult aanvragen bij het consulententeam. Het is voor de huisarts het gemakkelijkst hiervoor advies te vragen aan de AVG in zijn regio. Telefoonnummers en emailadressen van de regionale centra vindt u achter in dit boek.

Literatuur

Bax MCO, Smyth DPL & Thomas AP. Health care of physically handicapped young adults. British Medical Journal 1988;296:1153-5.

Berckelaer-Onnes IA van. Leven naar de letter. Tijdschrift voor Orthopedagogiek 1992;31:413-24.

Berckelaer-Onnes IA van. Autisme en verstandelijke beperking; een dubbele hulpvraag. In: Horn GHMM ten, Buntinx WHE, Habekothé HT, et al. (red). Handboek Mogelijkheden. Elsevier Maarssen 1997 III 3.2-1-16.

Lennox N & Diggins J (eds). Management Guidelines for People with Developmental and Intellectual disabilities. Therapeutic Guidelines Ltd. Melbourne, Victoria (Australia) 1999.

Nederlands Tijdschrift voor de Zorg aan mensen met een verstandelijke beperking (NTZ). Themanummer: Mensen met een verstandelijke beperking: autistisch, auditief of meervoudig beperkt: communicatie nader bezien. 2002;28:210-256.

3 Zintuigstoornissen

Casus 1

Annette, 50 jaar oud, bekend met het syndroom van Down, komt samen met haar zus op uw spreekuur. Annette wil niet meer naar haar werk, terwijl ze jarenlang op het activiteitencentrum de prachtigste borduurwerken maakte. Ook in de avonduren zijn er veranderingen: terwijl ze altijd zo graag in de huiskamer met haar huisgenoten televisiekeek, trekt ze zich nu steeds vroeger terug op haar kamer. Ze kruipt het liefst al om zeven uur in bed. Annette woont in een gezinsvervangend tehuis, drie straten verder. Ze praat in losse woorden, begrijpt eenvoudige zinnen. Ook haar zus woont vlakbij, en beiden horen tot uw praktijk. De zus kan heel goed met Annette communiceren en naar anderen vertalen wat Annette met haar beperkte taal bedoelt.

Ze komen nu, omdat er pas een familiebijeenkomst is geweest in het GVT over ouder worden en dementie. Mensen met het syndroom van Down zouden een grotere kans hebben om al op jongere leeftijd dementie te krijgen, maar in de videofilm die vertoond werd, zei de dokter ook dat slecht zien en slecht horen hetzelfde gedrag kan veroorzaken als een beginnende dementie. Annettes zus vraagt of u wilt onderzoeken of Annette nog wel goed kan zien.

Anamnese en onderzoek

De vraag is of de gesignaleerde gedragsveranderingen veroorzaakt kunnen worden door slecht zien. Annette wil niet meer naar haar werk, en ze wil 's avonds vroeg naar bed, terwijl ze altijd graag televisiekeek. 's Avonds heeft ze meer problemen dan overdag, en bij navraag geeft haar zus ook aan dat Annette moeilijker vooruitkomt bij overgangen van goed verlichte naar minder verlichte ruimtes.

U onderzoekt Annette. Haar ogen staan recht, er is geen strabismus. Beide pupillen reageren op licht, maar u vindt ze allebei wat gewolkt. Zou ze cataract hebben? U probeert haar te laten lezen. De letterkaart is te moeilijk voor Annette, ze is op haar ZMLK-school nooit tot letterherkenning gekomen. Met de Amsterdamse Plaatjeskaart (APK) bent u niet zeker van haar reacties: haar taal is zo beperkt. Het is voor u onduidelijk of ze nu 'auto' zegt omdat ze een auto ziet, of omdat dit woord toevallig tot haar vocabulaire behoort. U weet dat de instelling voor mensen met een verstandelijke beperking in uw regio sinds kort een polikliniek heeft waar dit soort onderzoek kan worden uitgevoerd, en in overleg met de zus verwijst u Annette door.

Visusstoornissen bij mensen met een verstandelijke beperking

Slecht zien komt bij mensen met een verstandelijke beperking veel vaker voor dan bij mensen uit de open populatie (zie kader). Hetzelfde geldt overigens voor slecht horen. Bij onderzoek in Nederlandse instellingen bleek 33% van de mensen met het syndroom van Down en 13% van de mensen met een verstandelijke beperking door andere oorzaken, problemen te hebben met het zien, zelfs met een adequate brilcorrectie. In de groep ouder dan 50 jaar had 46% van de mensen met het syndroom van Down en 13% van de overigen visusstoornissen. Het risico op slecht horen of slecht zien is drie- tot tienmaal groter dan in vergelijkbare leeftijdsgroepen in de algemene Nederlandse bevolking. De meest voorkomende oogproblemen waren cataract, een ernstige brekingsafwijking, keratoconus en strabismus. In een onderzoek in huisartsenregistratiesystemen bleek strabismus bij mensen met een verstandelijke beperking vijfmaal vaker als probleem gecodeerd te zijn dan bij mensen zonder verstandelijke beperking.

Visusproblemen komen vaker voor bij:

- mensen met het syndroom van Down;
- mensen met erfelijke stofwisselingsstoornissen;
- mensen bij wie er sprake is geweest van een intra-uteriene beschadiging: rubella, toxoplasmose, alcoholgebruik moeder;
- mensen met perinatale asfyxie en prematuritas in de anamnese;
- mensen met meningitis, hersentrauma of hersentumor in de voorgeschiedenis;
- mensen die automutileren op of rond de ogen;
- ouderen met een verstandelijke beperking (ouderen met het syndroom van Down hebben dus een dubbel risico).

Het is aannemelijk dat er onderdiagnostiek bestaat van visusstoornissen in de groep mensen met een verstandelijke beperking omdat zij minder goed hun klachten kunnen verwoorden, of zelfs geen klachten hebben, en omdat onderzoek met de traditionele methoden vaak te moeilijk is. Dat is jammer, omdat iemand met een verstandelijke beperking die ook nog een zintuigstoornis heeft, daardoor functioneert alsof hij een ernstiger niveau van verstandelijke beperking heeft dan wanneer er een adequate visuscorrectie heeft plaatsgevonden.

Onderzoeksmethoden

De methoden die bij onderzoek van jonge kinderen worden gebruikt, zoals bijvoorbeeld de Amsterdamse Plaatjes Kaart (APK), de Teller Acuity Cards en de Cardiff, voldoen goed bij het onderzoeken van mensen met een verstandelijke beperking. Voor de APK is een ontwikkelingsleeftijd van 3-4 jaar nodig; er zijn nogal wat mensen met een verstandelijke beperking die dat niveau niet halen. De methoden van de Teller en de Cardiff berusten op het gegeven dat het menselijk oog automatisch naar het meest contrastrijke plaatje wordt getrokken. Coöperatie is eigenlijk niet nodig voor visusonderzoek met deze kaarten, maar de patiënt moet wel willen kijken. Bij mensen met concentratiestoornissen kan dat een probleem zijn.

De Teller Acuity Cards bestaan uit een aantal kaarten waar aan een kant een streeppatroon met verschillende resolutie wordt waargenomen, terwijl de andere zijde egaal grijs is. De streeppatronen, van grof naar fijn, zijn geijkt en kunnen vertaald worden naar een visus die nodig is om het verschil waar te nemen. De Cardiff berust op hetzelfde principe als de Teller-kaarten, maar hierbij is op een helft van de kaart een eenvoudig plaatje afgebeeld, met meer of minder contrast, corresponderend met een visus die nodig is om dit te kunnen waarnemen. De plaatjes zijn interessanter dan de strepen van de Teller, maar met de Teller is een nauwkeuriger bepaling van de visuele capaciteiten mogelijk. Bij coöperatieve patiënten kan met deze twee methoden door observatie van het kijkgedrag de visus worden bepaald.

Het kost meer tijd dan bij anderen om een dergelijk visusonderzoek uit te voeren. Het vergt geduld, en sommige mensen moeten een aantal malen onderzocht worden om een betrouwbare uitslag te verkrijgen. Naast een adequate brilcorrectie kan ook operatie van een cataract en implantatie van een kunstlens enorm bijdragen aan het functioneren van de mens met een verstandelijke beperking. Gelukkig bestaat op steeds meer plaatsen de mogelijkheid om mensen met een verstandelijke beperking te laten onderzoeken op zintuigstoornissen. Zowel de instellingen voor mensen met een verstandelijke beperking als de landelijke centra voor blinden en slechtzienden zijn in toenemende mate bezig met screeningsprogramma's voor mensen met een verstandelijke beperking. Op beide plaatsen bestaat er ook deskundigheid omtrent advisering ten aanzien van hulpmiddelen, aanpassing van de omgeving en woninginrichting, en ten aanzien van de adequate omgang met mensen met een niet te corrigeren visusstoornis.

Begeleiding

Het is de moeite waard om een ambulant begeleider van een centrum voor blinden en slechtzienden te laten adviseren over kleur- en contrastgebruik in de woon- en werksituatie, en over de plaatsen van verlichtingsbronnen en zonwering. Het is goed om te weten dat strooilicht, van een laag invallende zon, mensen met cataract zo kan verblinden dat zij niets meer zien. Of dat een sterke lamp door iemand met een keratoconus wordt waargenomen als kerstboomverlichting, dus met multipele punten. Met een adequate inrichting kan voor slechtzienden een optimaler gebruik van hun beperkte mogelijkheden worden bereikt. Mensen die slecht zien, gebruiken hun andere zintuigen meer: niet alleen hun gehoor, maar ook hun tast- en reukzin. Dat kunnen de familieleden en verzorgers gebruiken: door te praten, door mensen bij de hand te nemen en hen te laten voelen, door meubilair op dezelfde plaats te laten staan, enzovoort.

Het is ook goed om te weten dat je moet wennen aan een bril, en dat het voor mensen met een verstandelijke beperking die jarenlang zonder of met onvoldoende brilcorrectie hebben rondgelopen, moeilijk omschakelen kan zijn. Er zijn brilgewenningsprogramma's, waarbij het brilgebruik wordt opgebouwd met uurtjes per dag. Het is ook belangrijk om de juiste bril op het juiste moment te gebruiken: dat je een leesbril niet op hoeft als je gaat wandelen, en dat je aan een vertebril niets hebt als je aan het tekenen of schilderen bent. Het is overigens ook een misvatting om te denken dat je een leesbril alleen nodig hebt om te lezen; je hebt die ook nodig om plaatjes te kijken en voor hobby's als tekenen, schilderen en handwerken.

Vervolg casus 1

Terug naar Annette. Ze blijkt rechts een vrijwel totaal cataract te hebben, en aan haar linkeroog een beginnend cataract. Ze komt op de wachtlijst voor cataractextractie. De wachtlijst is lang, maar met de adviezen van het regionale centrum voor blinden en slechtzienden zijn haar problemen wel te begeleiden. Na een jaar wordt ze aan haar rechteroog geopereerd en krijgt een kunstlens. Een paar maanden later komt ze nog eens met haar zus. Ze komt u een geborduurd schilderijtje brengen, omdat u haar zo goed geholpen hebt. Ze neemt afscheid met een dikke zoen. Het maakt uw dag weer goed.

Casus 2

Truus, 60 jaar oud, heeft tot voor kort bij haar moeder gewoond, in een volksbuurt in de stad in uw regio. Truus heeft een verstandelijke beperking, en heeft haar hele leven tot beider tevredenheid bij haar moeder gewoond. Nadat haar moeder met een heupfractuur en complicaties in het verpleeghuis belandde, is Truus na een aantal omzwervingen, met tijdelijk verblijf in verpleeghuis, bejaardenhuis, en nog een paar plaatsen, uiteindelijk in hetzelfde GVT als Annette beland. Truus is erg achterdochtig. Ze praat erg luid, vraagt alles drie keer na, en lijkt niemand te vertrouwen. Geen wonder, denkt u, met zo'n geschiedenis.

Naar aanleiding van de ervaringen met Annette overlegt u met de AVG van de nabijgelegen instelling. Er wordt bij Truus een audiogram gemaakt, nadat uw assistente enorme cerumenproppen heeft verwijderd. Het viel niet mee. Er waren drie sessies nodig voor Truus de koptelefoon op wilde zetten, en toen nog eens drie voor ze de procedure doorhad. Uiteindelijk blijkt ze een gehoorverlies van 60dB links en 70 dB rechts te hebben.

Truus komt met haar begeleidster bij u op het spreekuur, het audiogram in de hand. Ze komt u vertellen dat ze geen hoortoestel wil.

Truus heeft een fors gehoorverlies. Dit verklaart ook waarom ze altijd zo schreeuwt, en misschien ook wel waarom ze zo paranoïde is. Maar waarom komt ze eigenlijk, terwijl ze geen hulp wil? U laat haar eerst maar eens vertellen. Truus wil niet van die enge dingen in haar oren. De begeleidster wil graag dat u Truus ervan overtuigt dat ze met die enge dingen wel beter hoort. U vindt dat ongevraagde hulp niet geboden moet worden, en bespreekt dat met de begeleidster, terwijl Truus u herhaaldelijk vraagt om duidelijker te praten. Aan het eind van het gesprek biedt u aan om over een paar maanden nog eens op de zaak terug te komen.

Gehoorstoornissen bij mensen met een verstandelijke beperking

In het al eerder genoemde onderzoek in instellingen voor mensen met een verstandelijke beperking bleek 17% van de mensen met het syndroom van Down en 11% van de mensen met een verstandelijke beperking door andere oorzaken een hoorprobleem te hebben. In de groep ouder dan 50 jaar was 30% van de mensen met het syndroom van Down en 13% van de overigen slechthorend. In huisartsenregistratiesystemen bleek doofheid driemaal vaker als probleem aanwezig te zijn bij mensen

Hoorproblemen komen vaker voor bij:

- mensen met familiaire perceptieve slechthorendheid;
- mensen met syndromen met afwijkingen van schedel en/of gelaat;
- mensen met erfelijke stofwisselingsziekten;
- mensen met intra-uteriene infecties: rubella, cytomegalie, toxoplasmose, lues
- mensen met icterus neonatorum in voorgeschiedenis;
- mensen met pre- en dysmaturitas, perinatale asfyxie, langdurig verblijf in de couveuse;
- mensen met gebruik van ototoxische medicatie pre- en postnataal;
- mensen met meningitis in voorgeschiedenis;
- mensen met het syndroom van Down;
- ouderen met een verstandelijke beperking.

met een verstandelijke beperking dan bij de mensen zonder deze beperking (zie kader). Cerumenproppen blijken vaak voor te komen. Mul et al. (1997) vonden bij 27% van de mensen met een verstandelijke beperking in hun praktijk cerumenproppen die het gehoor nadelig beïnvloedden. Dat pleit ervoor om regelmatig even na te gaan of er geen cerumenproppen zitten.

Onderzoeksmethoden

Audiometrie is voor veel mensen met een verstandelijke beperking een goede manier om de hoorcapaciteit te bepalen. Wel is er vaak veel meer tijd voor nodig, en zijn herhaalde metingen vereist om tot een betrouwbaar resultaat te komen. Mensen bij wie audiometrie echt niet lukt, kunnen in een gespecialiseerd centrum – ofwel een regionaal audiologisch centrum, ofwel een polikliniek van een instelling – verder onderzocht worden met behulp van oto-akoestische emissie (OAE) of met elektrofysiologische methoden zoals *brainstem evoked response audiometry* (BERA).

Mensen met een verstandelijke beperking kunnen vaak prima met een hoortoestel leren omgaan, ook als ze een ernstige handicap hebben. Het blijft een wonder om te zien hoe mensen van wie je dat nooit verwacht had, opbloeien als ze een hoortoestel krijgen, en na een training daar heel goed mee kunnen omgaan. Als er problemen zijn, loont het om te beginnen met na te gaan of de batterijen wel op tijd verwisseld worden.

Begeleiding

Er zijn mensen bij wie het aanmeten van een hoortoestel geen soelaas biedt. Meestal omdat ze chronische otitiden hebben en houden. Soms helpt het om een oorstukje van ander materiaal te laten maken, of een ontluchting in het oorstukje te maken. Soms kan de KNO-arts helpen door een 'radicaalholte' te maken, dat is een ingreep waarbij het gehele – dan meestal chronisch ontstoken – middenoor verwijderd wordt. Met een hoortoestel op een met pus gevuld oor hoor je niets.

Soms horen mensen al zo lang slecht, dat de overdaad aan geluid als onplezierig wordt ervaren. Niet iedereen is blij met de enorme hoeveelheid geluid die nu plotseling binnenkomt, terwijl het als dove zo rustig was. Dat het hoortoestel een volumeknop heeft, moet je ook leren. Wisselende begeleiders kunnen een probleem veroorzaken; in een niet-stabiel team, met veel wisselende mensen, is de gewenning aan het hoortoestel een probleem omdat er veel geduld en tijd nodig is om de mensen om wie het gaat iets aan te leren. Het is meer een taak voor de AVG dan voor u als huisarts om problemen met hoortoestelgewenning of wisselend personeel dat niet of te weinig geïnstrueerd is aan te pakken en het loont om met deze vraag gericht te verwijzen.

Voor slechthorenden maakt het heel veel uit hoe ruimtes zijn ingericht. Gemakkelijk schoon te houden gladde vloeren en muren klinken hol, geven echo's en zijn onplezierig voor wie slecht hoort. Absorberende vloerbedekking, stoffen gordijnen en plafonds met structuur absorberen het geluid, en geven een veel prettiger leefomgeving. Het feit dat schoonhouden van deze materialen vaal problematischer is, betekent dat ze in grotere woonvoorzieningen voor mensen met een verstandelijke beperking zelden worden toegepast. Ook voor het inrichten van ruimtes op mensen met hoorproblemen loont het de moeite om advies te vragen aan het regionale audiologisch centrum.

Vervolg casus 2

Vijf maanden later is ze er weer: Truus, nu met een andere begeleidster. Inmiddels heeft een zus van Truus ook een hoortoestel gekregen, en ze heeft Truus verteld hoe fijn dat is. Die wil het nu wel proberen.

U verwijst haar naar het audiologisch centrum. De audioloog meet op proef een hoortoestel aan voor het slechtste oor. Enkele weken later treft u Truus in de plaatselijke supermarkt. Ze roept u al van verre toe, zo blij is ze dat ze nu meteen weet wat anderen over haar zeggen, en ze vraagt wanneer ze mag komen voor een toestel op het andere oor.

Richtlijnen voor onderzoek op visus- en hoorstoornissen

De Nederlandse Vereniging van Artsen voor Verstandelijk Gehandicapten (NVAVG) heeft enkele jaren geleden richtlijnen uitgegeven over het onderzoek op visus- en hoorstoornissen.

In de meeste instellingen en dagcentra voor mensen met een verstandelijke beperking zijn op dit moment inhaalprogramma's gaande om hen te screenen op visus- en hoorstoornissen. Bijna overal worden meer mensen met zintuigstoornissen gevonden dan men verwacht had.

In een in 1997 gepubliceerd onderzoek in Noord-Holland bleek dat 83 van de 206 bezoekers van een dagcentrum een gehoorverlies had, en dat 80% van hen niet als slechthorend bekend was bij hun huisarts. Een punt van discussie is of de screening op zintuigstoornissen wel een taak voor de huisarts is. Het gaat tenslotte om anticiperend onderzoek, en er is zelden een vraag van de patiënt; gelukkig komt die vraag wel steeds vaker van een attente verzorger of een familielid.

Op regionaal niveau zouden afspraken gemaakt moeten worden over de vraag wie de screening op zintuigstoornissen op zich neemt, niet alleen voor de mensen met een verstandelijke beperking die in categorale voorzieningen wonen, maar ook voor degenen die thuis wonen. Coördinator kan een AVG van een instelling zijn. Wij denken dat het wel tot de taak van de huisarts hoort om problemen met zien of horen te signaleren, en deze bij differentiaaldiagnostische overwegingen te betrekken op het moment dat er een achteruitgang in het dagelijks functioneren optreedt. De huisarts kan in zo'n geval naar verschillende centra doorverwijzen en zou ook niet moeten aarzelen dat te doen.

Het is prachtig om te zien hoeveel beter mensen met een verstandelijke beperking gaan functioneren als zij adequate hulpmiddelen voor het zien en horen gebruiken. Juist deze mensen hebben er recht op de mogelijkheden die zij wel hebben optimaal te benutten. Het opsporen en behandelen van zintuigstoornissen moet een prioriteit zijn in het gezondheidsbeleid voor deze mensen.

Literatuur

Mul M, Veraart W & Bierman A. Slechthorendheid bij mensen met een verstandelijke beperking in de huisartspraktijk. Huisarts en Wetenschap 1997;40:301-4.

NVAVG, Nederlandse Vereniging van Artsen voor Verstandelijk Gehandicapten. Richtlijnen voor diagnostiek en behandeling van visuele stoornissen bij verstandelijk gehandicapten. NVAZ, Utrecht 1997.

NVAVG, Nederlandse Vereniging van Artsen voor Verstandelijk Gehandicapten. Richtlijnen voor diagnostiek en behandeling van hoorstoornissen bij verstandelijk gehandicapten. NVAZ, Utrecht 1995.

Schrojenstein Lantman-de Valk HMJ van, Metsemakers JFM, Haveman MJ & Crebolder HFJM. Health problems in people with intellectual disability in general practice: a comparative study. Family Practice 2000;17:405-7.

Voorlichtingsboekje: Hoor jij wel goed? Door A. Meeuwese-Jongejeugd en H. Evenhuis. Uitgegeven door Fa. Widex.

De richtlijnen voor diagnostiek en behandeling van visusstoornissen en hoorstoornissen zijn ook te vinden op www.nvavg.nl

4 *Neurologische aandoeningen*

Casus

Simone Janssen, 5 jaar oud, wordt door haar moeder Tineke naar binnen gedragen. Simone is een engelachtig uitziend meisje met ernstige en complexe handicaps. Ze functioneert op babyniveau, ze heeft zelfs geen hoofdbalans. Ze heeft altijd de prachtigste kleren aan. Tineke komt omdat Simone zoveel gilt, en ze is bang dat ze iets onder de leden heeft.

Voorgeschiedenis

U kent het gezin Janssen goed. De zwangerschap van Tineke verliep moeilijk omdat Tinekes epilepsie ontregeld werd. Direct bij de geboorte bleek dat Simone een ernstige verstandelijke beperking had. Simone was een slappe baby, met een lage Apgar-score, en er waren uiterlijke afwijkingen: haar oogjes staan ver uit elkaar, haar oortjes zijn laag ingeplant en ze had een kleine schedelomtrek (microcefalie). Het was duidelijk dat Tineke en Jan, de ouders, de geboorte van Simone ervaren hebben als een ernstige calamiteit. Hoewel hun bekend was dat anti-epilepticagebruik een risico op afwijkingen bij de baby betekende, hadden ze daar niet op gerekend. Tenslotte was bij hun eerste kind alles goed gegaan.

In het begin ging u maandelijks bij hen langs voor een gesprekje, en om te peilen of de ouders deze rampzalige gebeurtenis een plaats konden geven in hun leven. Zo hebt u een goed contact op kunnen bouwen: u kent het wel en wee van Tineke en Jan en van hun oudste zoon Wim (9 jaar en gezond).

Simone gaat regelmatig naar de kinderarts, neuroloog en revalidatiearts, en ze is ook al enkele malen bij de klinisch geneticus geweest. Ondanks herhaald uitvoerig onderzoek is er tot nu toe geen oorzaak van de verstandelijke beperking gevonden. Van alle specialisten hebt u een rapportage gekregen en deze verwerkt in uw HIS. U hebt vooral de ouders begeleid, en in de loop van de jaren is de rust in het gezin weergekeerd.

Simone gaat dagelijks naar het kinderdagverblijf. Tineke – die haar baan opgegeven had na de geboorte van Simone – werkt weer enkele halve dagen in haar oude baan als secretaresse – wat haar duidelijk goed doet. Wim heeft vreselijk gestotterd, maar na stottertherapie komt hij nu redelijk mee in de vijfde groep van de basisschool. Jan ziet u niet zo vaak; hij is een binnenvetter, maar wel een man die de meest fantastische aanpassingen in huis bedenkt en maakt voor zijn dochter.

In de loop der jaren hebt u een goede band opgebouwd met het gezin, en zeker Simone ziet u geregeld, vaak met Tineke, maar soms ook met Jan, doorgaans met bovenste-luchtweginfecties.

Vervolg casus

Bij onderzoek zijn Simones longetjes schoon, en haar buikje is soepel. Haar rechtertrommelvlies is rood. U diagnosticeert een lichte otitis media en geeft neusdruppels en paracetamol zo nodig. Tineke vertelt dat er een speciale voorlichtingsavond is geweest op het dagverblijf over MCG-kinderen en nieuwe mogelijkheden voor daginvulling.

MCG: multipele complexe handicap

Simone is een MCG-kind. Zij heeft een verstandelijke beperking, ze is bovendien spastisch, epileptisch en praktisch blind.

> 'MCG' staat voor 'meervoudig complex gehandicapt', dat wil zeggen dat de verschillende functiestoornissen op elkaar inwerken: MCG-kinderen zijn spastisch, hebben een verstandelijke beperking en meestal ook epilepsie.
> MCG-kinderen hebben een verhoogd risico op visusstoornissen, bijvoorbeeld cerebrale blindheid, een aandoening die gemakkelijk over het hoofd gezien wordt, maar die ertoe leidt dat mensen op een ernstiger niveau van handicap lijken te functioneren dan ze zouden doen wanneer er adequaat met deze bijkomende handicap werd omgegaan. Veel MCG-kinderen hebben ook last van teruglopend maagzuur, de zogenaamde gastro-oesofageale refluxziekte (GORZ). Ook obstipatie komt zeer frequent bij hen voor.

Waaruit bestaat de daginvulling en behandeling van Simone?

Op de leeftijd van Simone wordt nog gewerkt aan ontwikkelingsstimulering, maar in zeer kleine stapjes.

De begeleidsters hebben Tineke uitgelegd dat zij werken met de ODC: een ontwikkelingsschaal voor orthopedagogische dagcentra. Dit is een methode waarbij in minuscule stapjes de ontwikkeling wordt gevolgd en kan worden vastgelegd, zowel wat betreft motoriek als het gebruik van zintuigen. Een voorbeeld is: ... volgt een gekleurd balletje gedurende vijftien seconden met de ogen.

Belangrijke elementen in Simones dagprogramma zijn fysiotherapie, visuele stimulatie en het ontwikkelen van mondmotoriek. Er wordt veel gesnoezeld. 'Snoezelen' is een term die allerlei vormen van passieve activiteiten aanduidt waarbij zintuigen gestimuleerd worden. Het kan gaan om luisteren naar rustgevende muziek, schommelen, liggen op een waterbed, de geur van versgebakken wafels opsnuiven, zitten in een tuin met geurende kruiden, enzovoort.

Bij Simone moet alles in een rustig tempo worden aangeboden; als het te snel gaat, krijgt ze insulten.

Fysiotherapie

Fysiotherapie bij spastische mensen vereist een gespecialiseerde aanpak. De bekendste methode is de Bobath-methode. Bertha en Karel Bobath waren respectievelijk een lerares lichamelijke opvoeding/oefentherapeute en een arts/wetenschapper uit het midden van de 20e eeuw. Zij hebben een methode beschreven om de spieren van spastische mensen te ontspannen, berustend op het inhiberen van hypertone bewegingspatronen en het faciliteren en controleren van de normale bewegingen.

De Bobath-methode is door Bertha Muller verder ontwikkeld tot de NeuroDevelopmental-Training-methode (NDT-methode). Haar principe was erop gericht de ontwikkelingsstimulatie bij jonge spastische kinderen door één therapeut te laten uitvoeren, die dan fysiotherapeutische, logopedische en ergotherapeutische interventies moest kunnen verrichten. Het zal duidelijk zijn dat een verwijzing voor negen behandelingen hier zinloos is, maar gelukkig geldt die regel niet voor dagverblijfcliënten. Bij Simone is fysiotherapie continu, mogelijk intermitterend, maar wel levenslang nodig. Het behandeldoel zal ook niet gericht zijn op verbetering, maar wel op het voorkomen van verdere achteruitgang en op het voorkomen van complicaties als die achteruitgang onvermijdelijk is. Secundaire en tertiaire preventie dus.

Visuele stimulatie

Zowel de ouders thuis als de personeelsleden van het dagverblijf worden eens per half jaar bezocht door de pedagoge van het regionale visuele adviescentrum. Zij adviseert over nieuw spelmateriaal waarmee Simone – die praktisch blind is – uitgenodigd kan worden tot nieuwe activiteiten. Zowel de inrichting van het huis als het materiaal in de dagelijkse verzorging – haar bordje, bekertje, lepel en tafel – zijn aangepast aan haar visuele handicap. Omdat ze praktisch blind is, is daarbij vooral gebruikgemaakt van heldere kleuren en contrasten, om Simone zoveel mogelijk visuele informatie te geven. Het is heel belangrijk om op gezette tijden iets nieuws aan te bieden: juist kinderen als Simone – voor wie de (spel)mogelijkheden toch al beperkt zijn – gaan zich vervelen als ze elke dag hetzelfde voorgezet krijgen.

Logopedie

Simones mondmotoriek was ernstig onderontwikkeld. Jarenlang heeft ze geleefd op flesvoeding. Voor Simone oud genoeg was voor het dagverblijf kwam de logopediste aan huis, en gaf ze de ouders adviezen over stimulatie van de mondmotoriek. Samen met de fysiotherapeut gaf ze ook adviezen over de beste houding waarin Simone gevoed kon worden. Tegenwoordig drinkt Simone uit een tuitbekertje; op het kinderdagverblijf wordt geprobeerd haar vast voedsel aan te bieden, maar dat gaat nog maar moeizaam.

Vervolg casus

Na de otitis volgt een lange, rustige zomer. Pas in de herfst ziet u Tineke weer met Simone. Het gaat niet goed: Simone is gaan groeien, ze past niet meer in haar rolstoel, ze heeft de hele dag aanvalletjes, is soms hele dagen suf, en ze jammert alsof ze pijn heeft. De revalidatiearts heeft op het kinderdagverblijf al naar de rolstoel gekeken: Simone krijgt een nieuwe, maar die moet wel eerst gemaakt worden. Tineke kan het nu niet meer aan, en ook Jan heeft het zwaar.

Bij onderzoek vindt u dit keer geen afwijkingen aan de longen; ook haar buikje is soepel, en aan de oren en de keel ziet u niets bijzonders. Zou het toch de epilepsie zijn?

Bij navraag blijkt dat Tineke volgende week al met haar naar de neuroloog gaat: zo lang redden ze het nog wel. Ze is blij dat ze bij u haar verhaal kwijt kan. De fabriek waar Jan werkt, gaat vijfhonderd mensen ontslaan; hij zal toch niet??

Tijdelijke opvang

Het is ook zwaar, de zorg voor een kind als Simone, en de ouders hebben nooit eens vrij. Zouden ze de logeeropvang kennen? In uw regio is een logeerhuis voor kinderen met een verstandelijke beperking. Na een indicatiestelling kunnen kinderen gebruikmaken van deze logeerplek, zodat de ouders en de andere gezinsleden ook eens vrij zijn.

Natuurlijk had Tineke er wel eens van gehoord, maar ze zag er erg tegenop om de zorg voor Simone aan anderen over te laten. Misschien moet ze het nu maar eens doen ... U adviseert haar contact op te nemen met het RIO.

Het Regionaal Indicatie Orgaan (RIO) stelt de indicaties voor alle zorg die mensen met een beperking nodig kunnen hebben. U kunt als huisarts verwijzen, maar mensen kunnen ook zelf naar het RIO toe gaan.

Het gezin: draaglast en draagkracht

Het thuis verzorgen van een kind zoals Simone valt niet mee. Er mag dan wel veel tegenover staan in de zin van warmte, gezelligheid en vertrouwdheid, maar het is ook hard werken. Er zijn ouders die aangeven dat zij zestig uur per week bezig zijn met de verzorging van hun MCG-kind. Optimale gezinsondersteuning: thuishulp en aanpassen van sanitaire ruimtes en slaapkamers is nodig. Ook de mogelijkheid gebruik te maken van een logeeropvang kan het leven van ouders of verzorgers verlichten.

Vaak zijn het de moeders die hun carrière geheel of gedeeltelijk opgeven. Een aantal van hen komt psychisch of lichamelijk in de knel. Ook voor de relatie kan de verzorging van een kind met zware lichamelijke problematiek nogal wat betekenen. U als huisarts/gezinsarts bent doorgaans de eerste die dit kan signaleren, en die de ouders de weg kan wijzen naar verdere hulpverlening.

Vervolg casus

Terug naar Tineke en Jan. Bij het RIO krijgen ze het advies een persoonsgebonden budget (PGB) aan te vragen. De maatschappelijk werker van de SPD maakt samen met de ouders de papieren in orde, en ze krijgen een budget, dat ook ruimte biedt om af en toe een oppas in te huren als ze weg willen. Ze kunnen intekenen voor een maandelijks weekend in het logeerhuis in de regio. Dat maakt de belasting voor de ouders alweer een stuk draaglijker. Ze krijgen het advies contact te zoeken met lotgenoten, zoals de Bond van Ouders van Spastische Kinderen (BOSK).

Wat is een persoonsgebonden budget?
Het PGB is een budget voor de zorg die een cliënt nodig heeft, en waarvan de hoogte wordt vastgesteld op basis van de zorgbehoefte. Het Landelijk Centrum Indicatiestelling Gehandicapten (LCIG) heeft hiervoor procedures ontwikkeld. De cliënt kan zelf zijn zorgaanbieder uitzoeken en afspraken maken over waar, welke en hoeveel zorg geleverd wordt.

Epilepsie in de huisartspraktijk

Mensen met een verstandelijke beperking in huisartspraktijken hebben vijftien maal vaker epilepsie dan mensen zonder deze handicap. Het instellen van de medicatie gebeurt meestal door de neuroloog van een regionale polikliniek van een epilepsiecentrum. Zoals ook bij Simone.

De afspraken in uw regio zijn duidelijk: als er veranderingen zijn in het aanvalspatroon of als u een medicijnintoxicatie vermoedt, hebt u tussentijds telefonisch overleg; u krijgt dan een advies of de patiënt wordt op korte termijn gezien door de neuroloog. Bij Simone, als jong kind met een moeilijk instelbare epilepsie, is dat niet aan de orde: ze wordt sowieso viermaal per jaar gezien door de neuroloog.

Als huisarts moet u wel op de hoogte zijn van de risico's en acute problemen die u kunt verwachten. Dat zijn vooral status epilepticus en fracturen.

Wanneer het niet goed lukt om de patiënt met medicatie aanvalsvrij te krijgen, is er bij sommigen van hen een verhoogd risico op een status epilepticus. Dit zijn aanvallen in series, waartussen de patiënt niet bij bewustzijn komt. Doorgaans is van patiënten bekend of dit risico bij hen speelt, en meestal zijn er dan ook afspraken met de neuroloog of het epilepsiecentrum over het met spoed insturen of het zelf toedienen van intraveneuze medicatie. Het kan de moeite lonen om voor patiënten bij wie een status epilepticus meer dan enkele malen per jaar optreedt, adviezen te vragen over wat u, of uw collega in de waarneming, zelf kunt geven als het weer eens zover is.

Een van de risico's van epilepsie is de grotere kans op fracturen. Mensen met grand-mal-insulten vallen vaker. Bij 20-30% van de mensen met epilepsie lukt het niet om de medicatie zo in te stellen dat ze aanvalsvrij worden. De Stichting Epilepsiebestrijding Nederland geeft een checklist uit: *Wonen, epilepsie en risico.* De lijst biedt goede aanknopingspunten om de veiligheid van de woonomgeving te optimaliseren. Een belangrijk punt blijkt toezicht bij het baden, zowel thuis als in een zwembad. Bij een insult kun je, ook in een klein laagje water, gemakkelijk verdrinken. Helaas komt dit nog regelmatig voor. Mensen die meer dan eens per maand een grand-mal-insult hebben, moeten niet zonder toezicht in bad of zwembad, en ook bij degenen die in een wat lagere frequentie insulten hebben, is toezicht aan te bevelen.

Een ander risico van epilepsie is (verslik)pneumonie. In voorkomende situaties is het goed om dit in het achterhoofd te houden en bij verkoudheden sneller een pneumonie hoger in de differentiaaldiagnose te zetten.

Zowel de valincidenten als de verslikpneumonieën betekenen een groter risico op voortijdig overlijden, ook wanneer alle risico's geïnventariseerd zijn, en de preventie optimaal is. In de praktijk blijkt zo'n onverwacht overlijden altijd dramatisch te zijn. Het kan dan soms uw taak zijn om ervoor te zorgen dat er geen onnodige verwijten gemaakt worden, maar uit te leggen dat dit helaas bij de aandoening hoort.

Risico's bij epilepsie:
- fracturen;
- verslikpneumonie;
- status epilepticus;
- onverwacht overlijden.

De rol van andere medisch specialisten

Bij kinderen zoals Simone zijn vaak meerdere medisch specialisten betrokken. In haar geval zijn dat naast de neuroloog en de mensen van het visueel adviescentrum een revalidatiearts en een orthopeed.

Wat mag u van de revalidatiearts verwachten in een casus zoals deze? Adviezen over de aanpassingen: de rolstoel, aangepaste schoenen. Wellicht moeten er ook aanpassingen in huis komen bij bad en toilet. Het adviseren hierover kan de revalidatiearts overigens ook overlaten aan de ergotherapeute. Overleg met de orthopeed voert u wanneer ingrijpen zoals achillespeesverlenging nodig is om de spitsstand van de voet te corrigeren, of wanneer een adductorentenotomie nodig is om de dreigende contractuur in de heupen tot staan te brengen.

Hoe ziet de toekomst eruit voor een kind zoals Simone?

Simone heeft weliswaar een verhoogd risico op voortijdig overlijden, door haar epilepsie, of door verslikpneumonieën, maar het is goed mogelijk dat ze volwassen wordt. Ze is ernstig spastisch, en zal blijvend fysiotherapie nodig hebben, gericht op het voorkomen van contracturen, en het behoud van zoveel mogelijk bewegingsmogelijkheden. Ze zal een goed passende rolstoel nodig hebben. Als ze thuis blijft wonen, zijn er in huis goede aanpassingen nodig, waaronder een tillift, een aangepaste badkamer en misschien ook een traplift. Misschien kan Simone na het kinderdagverblijf naar de tyltylschool, maar daarvoor is het wel nodig dat ze ontwikkelingsmogelijkheden heeft. Als dat niet zo is, zijn er mogelijkheden voor aangepaste dagopvang, vaak in instellingen voor mensen met een verstandelijke beperking. De ouders kunnen kiezen voor 24-uursopvang, maar het hoeft niet. Zeker met de huidige logeer- en oppasmogelijkheden kan de opname in een instelling uitgesteld worden tot het moment dat ouders en kind daar echt aan toe zijn.

Mensen die groeien (en dat doet Simone) worden op een gegeven moment lichamelijk volwassen. Te verwachten is dat Simone ergens rond haar twaalfde jaar zal gaan menstrueren. Het is goed om ouders daarop voor te bereiden. Vaak is dat een moment dat de acceptatie van de handicap weer even heel moeilijk wordt, maar dat is op zich geen reden om met medicatie de menstruatie te voorkomen. Als daarover nagedacht en gepraat is, is de behoefte daaraan meestal ook niet meer zo groot.

Bij gezinnen met een MCG-kind is de taak van de huisarts vooral de coördinatie van de zorg, en dan met name gericht op de begeleiding van het gezin. Daarbij verdienen niet alleen het gehandicapte kind en de ouders aandacht, maar ook de andere kinderen in het gezin.

Literatuur

Berkum, HW van & Haveman MJ. Zorg aan huis: Behoefte aan zorg, gebruik van zorg en discrepantie tussen vraag en aanbod onder ouders van verstandelijk gehandicapten in Nederland. Vakgroep Epidemiologie, Universiteit Maastricht 1995.
Bilo RAC, Voorhoeve HWA, Koot JM. Kind in ontwikkeling. Een handreiking bij de observatie van jonge kinderen. Lemma Utrecht 1995.
Bobath B & Bobath K. Motor development of the different types of cerebral palsy. William Heinemann Medical Books LTD London UK 1975.
Budel JAM, Broek-Raaijmakers JPGM van den, Janssen CGC. Een ontwikkelingsschaal voor orthopedagogische dagcentra: onderzoek naar validiteit en betrouwbaarheid. Nederlands Tijdschrift voor de Zorg aan mensen met een verstandelijke beperking 2001;27:37-48.
Spiekhout J, Rengenhart E, Diesfeldt A, Da Costa S, Boon-Dirks T, Van den Berg H, Van den Berg A. Als je kind het zelf niet kan. Bohn Stafleu van Loghum, Houten-Diegem 2001.
Vlaskamp C, Geeter KI de, Huijsmans LM, Smit IH. Het activerend effect van snoezelen: een onderzoek bij mensen met ernstige meervoudige beperkingen. Nederlands Tijdschrift voor de Zorg aan mensen met een verstandelijke beperking 2002;28:75-91.

De Checklist over Wonen, epilepsie en risico is te vinden op www.sein.nl

5 Psychiatrische problemen

Casus 1

Christine, 25 jaar, heeft het syndroom van Down. Ze woont bij haar ouders, die beiden achter in de 50 zijn. De 28-jarige zus van Christine is onlangs getrouwd en naar New York verhuisd. Ze had altijd veel contact met haar, en kwam enkele malen per week thuis. Dat is nu voorbij. Ze belt wel vaak, maar dat is toch anders. De ouders hebben een druk sociaal leven, waarbij Christine soms mee mag naar recepties en diners. De laatste tijd is ze steeds moe, ze wil niet meer mee. Ze is ook af en toe verward, raakt de weg kwijt, en herkent de vrienden van haar ouders niet meer.

De moeder van Christine komt met haar op het spreekuur en vraagt bezorgd of Christine aan het dementeren kan zijn.

Voorgeschiedenis

De voorgeschiedenis van Christine vermeldt geen ernstige aan het syndroom van Down gerelateerde aandoeningen. In haar peuter- en kleuterjaren had ze frequente otitiden. Na het plaatsen van trommelvliesbuisjes verminderde dat. Ze volgde ZMLK-onderwijs (school voor zeer moeilijk lerenden). U weet dat ze nu het dagverblijf voor ouderen (DVO) bezoekt, omdat u haar daar vorig jaar trof bij de kerstmarkt. U gaat daar vaak heen voor een voorraadje kleine cadeautjes.

Dementie of depressie?

De vraag van Christines moeder is of Christine dementeert. Christine is vaak moe, verward en soms gedesoriënteerd. De verhuizing van haar zus betekent voor Christine een grote verandering in haar sociale netwerk; de dames waren erg aan elkaar gehecht. Is er wellicht sprake van een depressie?

Prevalentie van psychiatrische aandoeningen

Mensen met een verstandelijke beperking hebben een verhoogde kans op psychiatrische problemen zoals depressie, dementie en bipolaire stoornissen. Er zijn aanwijzingen dat de prevalentie van psychiatrische problemen in deze groep drie- tot vijfmaal zo hoog is als in de algemene populatie. Exacte cijfers zijn niet te geven omdat DSM-IV- of ICD-10-criteria niet zonder meer bruikbaar zijn in deze populatie: de criteria moeten vaak aangepast worden omdat de patiënten beperkte of geen verbale capaciteiten hebben. De eventuele invloed van hersenafwijkingen op de toepasbaarheid van de diagnostische criteria is geheel onbekend. De symptomatologie is vaak atypisch. Zo worden depressies bij mensen met een verstandelijke beperking gekarakteriseerd door inactiviteit, vlak affect, prikkelbaarheid, agressie, zelfverwondend gedrag, stereotypieën en overbeweeglijkheid. Naarmate het niveau van de handicap ernstiger is, is het moeilijker de stemmingscomponent te bepalen. Bipolaire stemmingstoornissen komen eveneens frequent voor. Symptomen hiervan kunnen zijn verbijstering, emotionele instabiliteit, overprikkelbaarheid en hyperseksualiteit.

Depressie en dementie kunnen in de beginstadia gemakkelijk met elkaar verward worden. Dit gebeurt vooral bij mensen met het syndroom van Down, bij wie zich al vaker op jongere leeftijd Alzheimer-dementie manifesteert. Het stellen van de diagnose is meestal voornamelijk een kwestie van uitsluiten van andere aandoeningen. De Mini Mental State Examination is geijkt op mensen die van oorsprong een normale intelligentie hebben, en daardoor meestal onbruikbaar bij mensen met een verstandelijke beperking. De NHG-standaard Dementie geeft voor de differentiaaldiagnostiek ook bij mensen met een verstandelijke beperking een goed houvast.

Diagnostiek

Ouders of verzorgenden zijn heel belangrijk bij het stellen van de diagnose. Zij kunnen vaak heel goed aangeven of de persoon in kwestie somberder is, minder initiatief neemt dan voorheen, vaker huilt, slecht slaapt of juist veel slaapt, en of hij trager is geworden. Zij weten ook of er een familiaire belasting is. Verder kennen zij het levensverhaal: heeft de persoon in kwestie recent een verlieservaring doorgemaakt?

Omdat veel verstandelijk gehandicapten niet spontaan klagen over gehoor- en/of visusstoornissen, die ook vaak tot vreemd gedrag aanleiding geven, wordt allereerst daarop getest (zie hoofdstuk 4). Ook een medicijnintoxicatie komt vaker voor dan in de open populatie. Bij ouderen die soms al tientallen jaren anti-epileptica en/of psychofarmaca gebruiken, moet hier niet alleen expliciet naar gevraagd worden, maar loont het de moeite om bloedspiegels te laten bepalen.

Vervolg casus 1

Terug naar Christine. Ze wordt onderzocht volgens de NHG-standaard Dementie. Voor onderzoek van het zien en horen verwijst u haar naar de AVG van een naburige instelling.

Er wordt bij haar in drie sessies een audiogram gemaakt door de logo-akoepediste. Christine heeft een gehoorverlies van 20 dB aan beide oren. Dit wordt beschouwd als een voldoende gehoor. Christine kan niet lezen, en ook de kaart met Landoltse ringen en de Amsterdamse Plaatjeskaart (APK) zijn te moeilijk voor haar. Om de visus te bepalen worden in het geval van Christine de Teller-Acuity Cards gebruikt en haar gezichtsveld wordt bepaald met behulp van speelgoedbeestjes. De AVG bekijkt media en fundus met een oogspiegel. De visus van Christine is aan beide ogen 100%, er zijn geen afwijkingen aan media en fundi. Bij algemeen lichamelijk en laboratoriumonderzoek vindt u geen afwijkingen. Haar schildklierfunctie is normaal, en ook cardiaal zijn er geen afwijkingen. (De prevalentie van deze afwijkingen is bij mensen met het syndroom van Down veel hoger dan in de open populatie.) Omdat Christine geen medicijnen gebruikt, is een medicijnintoxicatie niet aan de orde.

Dementeert ze of heeft ze een depressie? Op haar leeftijd is dementie onwaarschijnlijk. Bovendien is er sprake van een recente verlieservaring: de verhuizing van haar zus. De waarschijnlijkheidsdiagnose wordt gesteld op een depressie.

Behandeling van depressie

Bij de behandeling van depressie hebben antidepressiva een duidelijke plaats. Het feit dat er weinig farmacokinetische gegevens bekend zijn over mensen met een verstandelijke beperking maakt dat het het beste is voorzichtig te doseren en polyfarmacie te vermijden. Omdat er nu eenmaal over oudere middelen meer gegevens zijn dan over de recent geïntroduceerde SSRI's, is nortryptiline een goede eerste keus. Bij een bipolaire stoornis zijn lithium, carbamazepine of valproaat de middelen van eerste keus.

De NHG-standaard geeft aan dat de medicatie bij voldoende effect wordt gecontinueerd tot zes maanden na het verdwijnen van de depressieve symptomen, waarna de medicatie gedurende een periode van enkele weken wordt uitgeslopen. Aangezien het bij mensen met een verstandelijke beperking uitermate moeilijk is goed te bepalen wanneer de depressieve symptomen zijn verdwenen, leert de ervaring dat behandeling mogelijk wel een jaar of langer moet worden doorgezet. Bij het snel optreden van recidieven wordt levenslange medicatie welhaast onvermijdelijk.

Medicatie voorschrijven bij psychiatrische aandoeningen en gedragsproblemen is moeilijk. Bij gedragsproblemen heeft medicatie weinig effect, tenzij de gedragsproblemen uiting zijn van een psychiatrische aandoening. Diagnostiek door een ter zake deskundige psychiater, of bij gebrek daaraan door een arts in de zorg voor mensen met een verstandelijke beperking is nodig, evenals een regelmatige evaluatie van het medicijngebruik.

Evaluatie van medicijngebruik

Veel mensen met een verstandelijke beperking gebruiken levenslang geneesmiddelen: voor epilepsie, in verband met psychiatrische problematiek, voor frequent voorkomende maagproblemen en obstipatie, en daarbij voor alle mogelijke comorbiditeit die kan samenhangen met de oorzaak van hun handicap. Uit zichzelf zullen mensen met een verstandelijke beperking zelden vragen of een geneesmiddel gestopt kan worden, terwijl ze ook zelden klagen over sufheid of andere bijwerkingen. Verzorgers denken eerder dat sufheid of traagheid horen bij de handicap, dan dat zij alert zijn op het gebruik van te veel geneesmiddelen.

De benodigde dosering van met name psychofarmaca blijkt vaak lager te zijn dan in de algemene praktijk. Nadrukkelijk moet gevraagd worden naar bijwerkingen zoals extrapiramidale stoornissen en tardieve dyskinesieën. Extrapiramidale stoornissen zijn vaak te zien als houterige motoriek of mimiekarmoede. Tardieve dyskinesieën, zichtbaar na jarenlang medicijngebruik, en ook na het stoppen daarvan na vele jaren, uiten zich als grimasseren, onwillekeurige tongbewegingen en 'geld-tel'-bewegingen met de vingers.

Regelmatige evaluatie van het medicijngebruik door een arts (u als huisarts, of de consulent- AVG), de patiënt en (meestal) een ouder of verzorger is nodig om overdosering te voorkomen en tijdig bijwerkingen te signaleren. Afhankelijk van het gebruikte aantal medicijnen is een drie- tot zesmaandelijkse evaluatie van de medicatie aan te bevelen.

Vervolg casus 1

Terug naar Christine. Ze krijgt een proefbehandeling met nortryptiline in een lage dosering: eenmaal daags 20 mg. Daarmee is ze na enkele weken weer 'de oude'. Bovendien wordt aandacht besteed aan het opbouwen van contacten met anderen op het dagverblijf. Na een jaar zal geprobeerd worden de nortryptiline te stoppen. Als zich een recidief voordoet, kan de behandeling het beste jarenlang worden voortgezet.

Casus 2

Jochem, 55 jaar, heeft eveneens het syndroom van Down. Hij woont nog bij zijn bejaarde moeder van 81 jaar. Hij helpt haar met het huishouden en met boodschappen doen. Er zijn al een tijdje signalen uit de buurt dat Jochem vreemd doet, 's nachts door het huis spookt, en al enkele malen is hij 's avonds of 's nachts half aangekleed zwervend in de omgeving aangetroffen. Op zo'n zwerftocht valt hij, en kneust zijn knie fors, waardoor hij slecht kan lopen. U bezoekt hem en pas dan valt u op hoe verward hij is. Er is geen logisch gesprek met hem te voeren; hij vergeet de adviezen tot rust en weet niet meer wat u met hem besproken hebt. Zijn moeder heeft met dit alles geen probleem. U vraagt zich af of Jochem dementeert.

Voorgeschiedenis

In de verslaglegging van uw voorganger ziet u dat Jochem zelden op het spreekuur kwam. Ook u hebt hem sporadisch gezien en dan eigenlijk alleen voor kleine kwalen. Wel hebt u geregeld herhalingsrecepten geschreven voor de haloperidol die hij al vele jaren gebruikt in een dosis van driemaal vijf druppels (= 3 × 0, 5 mg) om – zoals zijn moeder zegt – rustig te blijven.

Dementie of delier? Jochem is een oudere man met het syndroom van Down. Hij is verward. Is dat ten gevolge van dementie, of zou er ook nog sprake kunnen zijn van een delier?

Delier

Dit is een toestand van verwardheid, veroorzaakt door een onderliggend medisch lijden. Mensen met een delier zijn verward, 's nachts meer dan overdag, hun praten, gedachtegang en waarneming zijn verward. Soms zijn er hallucinaties waarneembaar. Zeker bij mensen met een verstandelijke beperking wordt een delier vaak gemist, omdat men denkt dat de symptomen bij de handicap horen. Van de mogelijke oorzaken noemen we hier infecties, een volle blaas, metabole stoornissen, geneesmiddelenintoxicaties, traumata en vasculaire problemen.

Dementie

Bij een recent onderzoek in Engeland (Holland 1998) werd bij 17% van de mensen met het syndroom van Down tussen de 30 en 40 jaar de diagnose dementie gesteld. Voor de leeftijdsgroepen van 50-60 jaar was de prevalentie 40%. Onduidelijk is of bij verstandelijk gehandicapte mensen die niet lijden aan het syndroom van Down dementie eveneens op jongere leeftijd kan optreden. Waarschijnlijk is dit alleen het geval bij *inborn errors of metabolism*.

Bij mensen die weinig praten, kunnen symptomen als afname van het kortetermijngeheugen of rekenproblemen gemakkelijk over het hoofd gezien worden. De eerste symptomen zijn dan vaak oriëntatiestoornissen, vooral tijdens een vakantie. Vaak komen verzorgers met het verhaal van iemand die voortdurend de weg kwijt is in het zomerhuisje, of die plotseling incontinent is geworden omdat hij het toilet niet meer kan vinden.

Bij mensen met een zeer ernstige verstandelijke beperking zijn epileptische manifestaties nogal eens het eerste symptoom van de ziekte van Alzheimer. Epilepsie blijkt bij mensen met het syndroom van Down vaker dan anders in het verloop van het dementieproces op te treden.

Vervolg casus 2

Terug naar Jochem. Jochem heeft koorts, en een daverende pneumonie. U schrijft antibiotica voor. Daarmee knapt hij goed op. U overlegt tevens met de AVG in uw regio. Jochem heeft waarschijnlijk een koortsdelier gehad, maar ook zijn Haldol-medicatie kan een delier veroorzaken. Samen besluit u deze uit te sluipen, temeer daar de indicatie voor de Haldol onduidelijk is. De medicatie wordt verlaagd in stapjes van 0,1 mg (een druppel) per week en blijkt moeiteloos gestopt te kunnen worden.

In de maanden erna doen zich herhaaldelijk kleine probleempjes voor. U besluit tot maandelijkse huisbezoeken. Hoe vaker u komt, hoe meer u ziet dat er met Jochem iets aan de hand is: hij is de weg kwijt in huis, kan zijn haar niet meer kammen en zijn tanden niet meer poetsen. Zijn moeder klaagt dat hij verdwaalt bij het boodschappen doen. Opnieuw vraagt u zich af of Jochem dementeert. Er wordt onderzoek verricht volgens de NHG-standaard Dementie. In het onderzoek in de nabijgelegen instelling vindt men geen stoornissen van het horen en zien. U vindt ook geen interne afwijkingen, en nu gebruikt Jochem geen medicijnen.

Hoewel er weinig aanwijzingen zijn voor een depressie wordt toch als diagnosticum een proefbehandeling met nortryptiline gegeven. Met eenmaal daags 10 mg blijkt de bloedspiegel in de therapeutische range te liggen. Een proefbehandeling van zes weken heeft echter geen enkel effect. Op grond daarvan wordt besloten tot de waarschijnlijkheidsdiagnose ziekte van Alzheimer.

Begeleiding van dementerenden

Wanneer eenmaal de waarschijnlijkheidsdiagnose ziekte van Alzheimer gesteld wordt, is het vooral belangrijk de eisen aan de persoon aan te passen aan zijn mogelijkheden en niet te overvragen. Goede en regelmatige begeleiding van de verzorgers door een gedragswetenschapper helpt de draagkracht van het zorgsysteem in stand te houden. De afgelopen jaren werden cursussen ontwikkeld voor verzorgenden in het omgaan met dementie.

Het is vaak een probleem om vast te stellen of iemand met een ernstige vorm van dementie beter in zijn eigen omgeving, in een verpleeghuis, of in een instelling voor mensen met een verstandelijke beperking verpleegd kan worden. De oplossing wordt behalve door de draagkracht van het zorgsysteem en de mogelijkheden van de lokale thuiszorg vaak bepaald door het regionale zorgaanbod. De sociaal pedagogische zorg (SPZ) of de psychogeriatrische dienst (PGD) kan hierin adequaat adviseren. Er is geen standaardaanpak te beschrijven en het kost veelal moeite om het aanbod te laten sporen met een vaak niet-gestelde vraag.

Vervolg casus 2
Aanpak

Jochem en zijn moeder worden regelmatig bezocht door een medewerker van de SPZ. Deze heeft een gespecialiseerd gezinsverzorgende geïntroduceerd om de werklast van Jochems moeder te verminderen, maar ook om dagelijks een vaste routine in huis te houden. Zo kan tijdig verdere ernstige ontsporing gesignaleerd worden. Op deze manier wonen moeder en zoon met ups en downs nog twee jaar in hun huis. Helaas komt aan deze situatie abrupt een einde als Jochems moeder valt, haar heup breekt en in het ziekenhuis belandt. Jochem wordt opgenomen op een crisisbed in de instelling voor mensen met een verstandelijke beperking, 15 km van zijn ouderlijk huis. Hoewel hij enkele malen per week met begeleiders naar zijn moeder in het ziekenhuis gaat, begrijpt hij er niets van. Zijn dag- en nachtritme verdwijnt, hij huilt en gilt veel, ontwikkelt een pneumonie en overlijdt binnen een maand. Zijn moeder krijgt een heupprothese en herstelt, maar is ontroostbaar en kwijnt langzaam weg.

Diagnostic overshadowing

Diagnostic overshadowing is het fenomeen dat probleemgedrag van mensen met een verstandelijke beperking wordt toegeschreven aan de handicap zonder dat adequaat onderzoek naar de oorzaak van dit gedrag (zowel algemeen lichamelijk als psychiatrisch) heeft plaatsgevonden. Het moge duidelijk zijn dat mensen met een verstandelijke beperking net als ieder ander goed onderzocht moeten worden, en dat probleemgedrag nooit zonder meer geaccepteerd moet worden als behorende bij de handicap.

Literatuur

Deb S, Matthews T, Holt G & Bouras N. Practice Guidelines for the Assessment and Diagnosis of Mental Health Problems in Adults with Intellectual Disability. Pavilion, Brighton UK 2001.
Holland AJ, Hon J, Huppert FA, Stevens F & Watson P. Population-based study of the prevalence and presentation of dementia in adults with Down's syndrome. British Journal of Psychiatry 1998;172:493-8.
Maaskant MA, Schrojenstein Lantman-de Valk HMJ van, Urlings HFJ. Volgen, respectvol omgaan met dementerende mensen met een verstandelijke handicap. Brochure en video, Kavanah Dwingeloo 1998.
Verhoeven WMA, Tuinier S & Curfs LMG. Neuropsychiatrische diagnostiek bij verstandelijk gehandicapten. Tijdschrift voor Psychiatrie 1999;41:151-63.

Verhoeven WMA & Tuinier S. Farmacotherapie bij verstandelijk gehandicapten met gedragsstoornissen en/of psychiatrische aandoeningen. Een dimensionele benadering. Tijdschrift voor Psychiatrie 1999;41:219-31.
Waarde JA van, Stolker JJ & Van HL. Gedragsveranderingen bij mensen met een verstandelijke handicap begrepen en behandeld door consultatieve psychiatrie. Nederlands Tijdschrift voor Geneeskunde 1999;143:1801-3.

6 Seksualiteit

Casus 1

De ouders van Ineke, een 15-jarig meisje met een verstandelijke beperking ten gevolge van een Prader-Willi-syndroom komen bij u als huisarts met de vraag of hun dochter naar de gynaecoloog verwezen kan worden voor sterilisatie. Ze zijn eerder deze week gebeld door de leiding van het dagcentrum waar Ineke overdag is. Ze had aan een van de mannelijke groepsgenoten gevraagd of hij zijn piemel in haar spleetje wilde stoppen. De ouders zijn hevig geschrokken. Zoals het hun verteld is ging het initiatief uit van Ineke, maar zou ze ertoe aangezet zijn door een van die mannelijke groepsgenoten. Een tijdje geleden was Ineke in een gesprek met haar ouders erbij voorgelicht door haar groepsleidster. Weliswaar vonden ze dat Ineke voorgelicht moest worden, maar deze reactie hadden ze niet verwacht, en ze moeten er niet aan denken dat Ineke ooit zwanger zou kunnen worden. Bevriende ouders uit de oudervereniging zeiden dat mensen met het syndroom van Prader Willi niet in de puberteit zouden komen, en dus onvruchtbaar zijn. Weliswaar heeft Ineke nog nooit gemenstrueerd, maar haar borstjes zijn al wel wat ontwikkeld, en ze heeft wat schaamhaar.*

Seksuele belangstelling

Ineke toont haar nieuwsgierigheid op een wijze die past bij haar emotionele niveau, namelijk dat van een jong kind. Haar lichaam is volwassener dan haar geest, en dat is niet gemakkelijk te accepteren voor ouders. Heeft Ineke de seksuele voorlichting, die in samenspraak met de ouders is gegeven, goed begrepen? Zouden de ouders zelf over deze dingen met Ineke praten? U hebt zo uw twijfels. Zou er sprake van seksueel misbruik kunnen zijn?

Seksuele voorlichting

De meeste kinderen in onze cultuur worden door hun ouders en/of op school voorgelicht, en pikken veel informatie op van hun leeftijdsgenoten. Mensen met een verstandelijke beperking die vaak beperkingen hebben in hun communicatieve en taalvaardigheden, pikken veel minder informatie spontaan op. Het feit dat ze intellectueel, maar vaak ook emotioneel, op een lager niveau functioneren dan hun kalenderleeftijd, terwijl hun lichaam normaal volwassen wordt, roept bij verzorgers, en vooral bij ouders, gevoelens van verwarring op. De neiging om hen te beschermen is groot, en dat kan betekenen dat het onderwerp seksualiteit omzeild wordt. Op de meeste ZMLK-scholen en dagverblijven wordt

* Zie hoofdstuk 2 voor meer informatie over dit syndroom

hieraan wel aandacht besteed. Er is prima beeldmateriaal ontwikkeld waarmee mensen met zeer beperkte of afwezige verbale capaciteiten voorgelicht kunnen worden. Onderwerpen zijn bijvoorbeeld: hoe een normale volwassen man en vrouw zich ontwikkelen, waarom vrouwen bloeden en hoe je je dan kunt verzorgen, hoe mannen zaadlozingen krijgen, hoe kinderen gemaakt worden, wat je moet doen als je wel wilt vrijen maar geen kind wilt krijgen, en (heel belangrijk) hoe je grenzen kunt stellen aan aanrakingen door anderen, en die anderen duidelijk kunt maken wat je wel en niet prettig vindt. Voorlichten is geen eenmalige activiteit die onmiddellijk begrepen wordt; belangrijk is om in het dagelijks leven menstruatie, masturbatie (of eenvoudiger woorden) gewoon te benoemen, ook in de omgang met mensen die zelf niet praten, en duidelijk te maken dat dit bij het normale leven hoort. Informatie over seksualiteit kunt u opvragen via de SPZ.

Vervolg casus 1

De school heeft een protocol Seksualiteit ontwikkeld, en er is een voorlichtingsavond voor de ouders geweest. Ze hebben uitleg gehad, de videofilms en foto's gezien die gebruikt worden bij de voorlichting. Heel mooi en erg duidelijk. De ouders van Ineke hadden het wat eng gevonden. Ze weten dat hun dochter intellectueel op het niveau van een 3-jarige functioneert. Ze zouden haar zo graag beschermen: ze zijn vooral bang voor seksueel misbruik. Daarover is gepraat. De ouders vroegen zich toen af of voorlichting echt nodig zou zijn. Ineke is toch altijd thuis, op school of in een andere beschermde omgeving? Wat kan haar nou gebeuren?

Seksueel misbruik

Is er sprake van seksueel misbruik? Hoe stel je seksueel misbruik eigenlijk vast?

Bij kinderen die voor hun leeftijd te volwassen seksueel gedrag vertonen, moet rekening gehouden worden met de mogelijkheid van seksueel misbruik. Maar geldt dat ook voor iemand bij wie de verstandelijke leeftijd ver achter ligt ten opzichte van de kalenderleeftijd?

Bij mensen met een verstandelijke beperking wordt van 'seksueel misbruik' gesproken als er een ongelijkheid in de relatie ligt, en zeker als er seksuele handelingen worden verricht tegen de zin van een van beiden.

Het vaststellen van seksueel misbruik verloopt niet anders dan u bij kinderen zou doen: Is er overdreven seksueel getint gedrag, of juist angst? Ziet u hematomen of verwondingen in de genitaalstreek? Soms is er ook juist niets te zien, en zelfs nog een intact hymen. Dan is er in elk geval geen penetratie geweest. Seksueel misbruik komt overal voor: thuis, onderweg, binnen de zorgverlening. De frequentie van voorko-

Van seksueel misbruik is sprake bij seksuele contacten die plaatsvinden:

- tussen normaal begaafden en mensen met een verstandelijke beperking (het gaat erom dat het seksuele contact tegen de zin is, en het lastige daarvan is hoe dat is vast te stellen);
- tussen twee mensen met een verstandelijke beperking tegen de zin van een van beide personen;
- zonder dat de persoon met de verstandelijke beperking, als gevolg van lichamelijk of relationeel overwicht, emotionele druk, dwang of geweld, of de mate van de handicap, het seksuele contact kan weigeren;
- wanneer er sprake is van een professionele hulpverlener-cliëntrelatie.

men is onduidelijk: het onderwerp is beladen, en de gevallen die gemeld worden zijn waarschijnlijk slechts het topje van een ijsberg.

Er is een aantal factoren aan te geven waardoor seksueel misbruik relatief vaak voorkomt bij mensen met een verstandelijke beperking. Signalen worden niet herkend, men staat niet voor de mogelijkheid open en is er vaak ook niet op bedacht dat het kan voorkomen. Instellingen, dagverblijven en scholen kunnen gesloten systemen zijn, waar men elkaar de hand boven het hoofd houdt, en zich afschermt tegenover de buitenwereld. Het kan erg moeilijk zijn om bewijslast te verkrijgen, zeker van mensen die beperkte verbale capaciteiten hebben, en wanneer er gebruikgemaakt wordt van dreigementen. Gelukkig zijn de laatste jaren steeds meer instellingen en scholen bezig met het ontwikkelen van een protocol voor seksualiteit, voorlichting en seksueel misbruik. Het belangrijkste blijkt seksualiteit bespreekbaar te maken, afspraken te maken over wat wel en niet kan, en vooral mensen met een verstandelijke beperking weerbaar te maken, en hun leren hun grenzen aan te geven.

Vervolg casus 1

Terug naar Ineke. Ineke is een mollig meisje met een mooi gezicht, en ze is vreselijk nieuwsgierig. Haar ouders moeten er niet aan denken dat hun dochter op een dag zwanger blijkt te zijn. Voor hen was dat de reden om meteen met de vraag naar een sterilisatie te komen. U vraagt zich af of Ineke wel zwanger kan worden.

Wel of niet anticonceptie?

De ontwikkeling van Inekes secundaire geslachtskenmerken doet vermoeden dat zij vroeg of laat zal gaan menstrueren en wellicht ook vruchtbaar is. Hoe kunt u dat onderzoeken? En is vruchtbaarheid een indicatie voor anticonceptie? Welke anticonceptie, en wie beslist daarover?

Fertiliteit

In het algemeen kan men ervan uitgaan dat iedere vrouw die menstrueert, zwanger kan worden. Dat is voor vrouwen met een verstandelijke beperking weinig anders dan voor vrouwen zonder zo'n handicap. Er kan bij enkele syndromen sprake zijn van hypogonadisme, waarbij de normale geslachtelijke ontwikkeling, dus ook de ontwikkeling van secundaire geslachtkenmerken, uitblijft. Dit is bijvoorbeeld het geval bij het syndroom van Turner (46, Xo) – dat lang niet altijd gepaard gaat met een verstandelijke beperking. Bij hypogonadisme is het verstandig om te overleggen met het regionale klinisch genetisch centrum of een geïnteresseerde gynaecoloog of endocrinoloog over de te volgen handelwijze. Er zijn echter ook syndromen waarbij de geslachtelijke ontwikkeling later dan anders wel degelijk op gang komt: er zijn gevallen bekend van vrouwen met het syndroom van Prader Willi die de menarche hadden op hun 24e jaar.

Mensen met het syndroom van Down zijn in de meerderheid van de gevallen normaal vruchtbaar. Uit de literatuur blijkt dat vrouwen met het syndroom van Down in meer dan 50% van de gevallen een kind kregen met een normaal karyogram. Ook mannen met het syndroom van Down kunnen vruchtbaar zijn: er is een gedocumenteerde casus van een man met het syndroom van Down die een dochter kreeg met een normaal chromosomenpatroon.

Mensen met hypogonadisme hebben overigens een verhoogd risico op osteoporose.

Vervolg casus 1

Het mag dan wel zo zijn dat bij mensen met het Prader-Willi-syndroom soms pas ruim na het 20e jaar een menarche optreedt, Inekes ouders laten zich daar op dit moment niet mee geruststellen. Om meer duidelijkheid over de vruchtbaarheidskansen te verkrijgen wordt een echo van de onderbuik van Ineke gemaakt. Er zijn normale inwendige vrouwelijke genitaliën zichtbaar, en het ovarium bevat follikels. Verwacht kan worden dat ze vroeger of later zal gaan menstrueren. Gezien haar nieuwsgierigheid en wat confronterende gedrag wordt ervoor gekozen nu al te starten met orale anticonceptie, met een van de gangbare middelen. Ze is heel blij dat ze nu ongesteld wordt, en met geduld blijkt ze te kunnen leren hoe ze zelf op tijd haar maandverband kan verwisselen.

Anticonceptie

De eerste keuze ten aanzien van anticonceptie bij mensen met een verstandelijke beperking zijn medicamenten. Het gebruik van barrièremiddelen als condooms of een pessarium vraagt handigheid. Bij mensen zonder handicap gaat er al veel mis; voor mensen met een verstandelijke beperking is die kans nog veel groter. Het betekent wel dat anticonceptie een zaak voor vrouwen wordt. Bij het voorschrijven kan de normale gedragslijn gevolgd worden.

De gewone combinatiepil is nog steeds het middel van de eerste keus. Het moet dan wel zeker zijn dat die volgens schema wordt ingenomen, al dan niet onder toezicht. Bij twijfel aan de therapietrouw kan gekozen worden voor:

- depot progestagenen per injectie;
- het levonorgestrel afscheidende spiraaltje (dat hiermee de menstruaties veelal verdwijnen is vaak een bijkomend voordeel);
- implanteerbare progestagenen.

Bij het spiraaltje moet wel overwogen worden dat er enige vorm van controle nodig is op het in situ blijven. Zowel bij depot progestagenen als bij implanteerbare progestagenen kan *spotting* optreden. Als dit na een beginperiode niet overgaat in amenorroe kan dit een reden zijn om te kiezen voor een IUD.

Rekening moet worden gehouden met comedicatie en mogelijke interacties. Van anti-epileptica zoals tegretol is het bekend dat dit het levermetabolisme stimuleert, en dat daardoor de halfwaardetijd van andere middelen - waaronder anticonceptiva - versnelt. Dit kan opgelost worden door een zwaarder middel te geven, of door bijvoorbeeld tweemaal daags in plaats van eenmaal daags een tablet voor te schrijven. Neurologen van epilepsiecentra zijn zeer deskundig in het geven van adequate adviezen op dit punt.

Van neuroleptica zoals bijvoorbeeld Haldol en Dipiperon is bekend dat deze de afgifte van LH en FSH door de hypofyse afremmen. Dit kan leiden tot menstruatiestoornissen, amenorroe en fertiliteitsproblemen. Ook in deze gevallen is het verstandig te overleggen met een ter zake kundige specialist. Soms zal dat de gynaecoloog zijn, in andere regio's wellicht de psychiater.

Menstruatie voorkomen

Soms wordt anticonceptie gevraagd omdat er hygiëneproblemen zijn. Vrouwen met een ernstige verstandelijke beperking en vrouwen met een stoornis in het autistisch spectrum kunnen gedragsstoornissen vertonen door de menstruatie, bang worden van het bloedverlies, of smeren met hun menstruatiebloed. De vraag is dan eigenlijk niet anticonceptie, maar wel een medicament dat de menstruatie stopt. Tot voor kort werden hiervoor veelal Depo-Provera (150 mg eenmaal per drie maanden intramusculair) of Orgametril (5 mg per dag oraal) voorgeschreven. Deze middelen zijn uitermate effectief, maar bij gebruik gedurende tientallen jaren blijkt er toch een verhoogd risico op hart- en vaatziekten door beïnvloeding van de cholesterol- en lipidenstofwisseling. In elk geval moet dit risico besproken en afgewogen worden tegen andere mogelijkheden. Geschikte middelen om de menstruatie te doen stoppen zijn ook het levonorgestrel afscheidende spiraaltje en de implanteerbare progestagenen.

Overigens zijn er veel vrouwen met een verstandelijke beperking die wel goed met maandverband of tampons kunnen omgaan. De verstandelijke beperking op zich is geen reden om menstruatie te voorkomen.

In de (voornamelijk Amerikaanse en Finse) literatuur wordt ook ablatie van het endometrium (verwijderen van het endometrium van de gehele uterus) beschreven als methode om de menstruatie te stoppen. De methode is waarschijnlijk effectief, maar roept nogal wat emotionele weerstand op, die te maken heeft met het gevoel de integriteit van het menselijk lichaam te overschrijden. Daarnaast speelt hier juridische problematiek: evenals bij sterilisatie (zie hierna) is de vraag in hoeverre de patiënt wilsbekwaam is, en in staat is om een beslissing te nemen over een definitieve ingreep. De Wet op de Geneeskundige Behandel Overeenkomst (WGBO) schrijft voor dat de arts zich van de wilsbekwaamheid ter zake van zijn patiënt moet overtuigen. Het is heel goed mogelijk dat een patiënt niet op alle punten wilsbekwaam is, maar wel zelf kan beslissen over wat er gebeurt met zijn of haar lichaam. Dit geldt ook voor hysterectomie, in het verleden ook gebruikt als methode om hygiëneproblemen op te lossen, en evenzeer voor alle vormen van tijdelijke anticonceptie. Een gezondheidszorgpsycholoog verbonden aan een instelling voor mensen met een verstandelijke beperking kan behulpzaam zijn bij het bepalen van de mate waarin iemand ter zake wilsbekwaam is.

Sterilisatie

Een van de vragen van Inekes ouders betrof sterilisatie. Mogen de ouders tot een dergelijke methode besluiten en wat heeft Ineke hier zelf over te zeggen?

Sterilisatie is een definitieve methode van anticonceptie, waarbij voor mensen met een verstandelijke beperking de vraag aan de orde is of zij zelf begrijpen wat er gaat gebeuren, en of zij daarmee kunnen instemmen. In een in 1998 door de Inspectie voor de Gezondheidszorg uitgebrachte brochure wordt het volgende geadviseerd.

Geadviseerd wordt sterilisatie niet uit te voeren bij personen jonger dan 18 jaar, en evenmin bij mensen die blijken nog niet aan het eind van hun geestelijke ontwikkeling te zijn. Bij mensen met een verstandelijke beperking kan dit ergens tussen hun 20e en 30e levensjaar het geval zijn.

Dat ouders niet willen dat hun kind met een verstandelijke beperking zwanger wordt, is begrijpelijk. Het kan echter niet zo zijn dat om die

– Eerst dienen alle vormen van omkeerbare anticonceptie afgewogen te worden.
– Vervolgens dient (door een ter zake deskundige gedragswetenschapper of psychiater) bepaald te worden:
- in hoeverre de persoon met een verstandelijke beperking wilsbekwaam is;
- of deze persoon voldoende informatie heeft gekregen over de ingreep op een voor hem of haar begrijpelijk niveau;
- of hij of zij deze informatie begrepen heeft;
- of hij of zij er blijk van geeft de informatie begrepen te hebben.

reden over het hoofd van de patiënt heen, door ouders en de dokter, een beslissing genomen wordt. Met enige rust is dit vaak ook wel aan ouders uit te leggen. Het is belangrijk om hun angst serieus te nemen en goed te luisteren naar mogelijke achterliggende problemen. Problemen met de hygiëne zijn daarvan, naast de angst voor misbruik, de meest voorkomende. Soms moet u aan ouders uitleggen dat na een sterilisatie de menstruatie gewoon doorgaat. In goed overleg kan vaak voor een andere methode van anticonceptie gekozen worden.

De gedachten over zorg aan mensen met een verstandelijke beperking veranderen snel. Nu er meer met dan over deze mensen gepraat wordt, blijken oudere vrouwen met een verstandelijke beperking die twintig of dertig jaar geleden buiten hun medeweten zijn gesteriliseerd, veel verdriet te hebben; zij hadden deze beslissing zelf willen nemen, samen met degenen die voor hen zorgen. Anderen zouden ook graag net als hun zussen kinderen hebben willen krijgen. Afgezien van praktische implicaties is de wens om nakomelingen voort te brengen heel menselijk, en we zullen in de nabije toekomst veel individueler dan nu vaak gebeurt moeten kijken naar de mogelijkheden van elk individu bij een vraag om anticonceptie. Op verschillende plaatsen in ons land worden door de SPZ ouderschapscursussen gegeven. In deze cursussen worden mensen met een lichte verstandelijke beperking begeleid bij het maken van een keuze die past bij hun individuele mogelijkheden.

De publicatie van het advies van de Gezondheidsraad over anticonceptie bij mensen met een verstandelijke beperking in het najaar van 2002 heeft nogal wat commotie veroorzaakt, met name omdat het advies de mogelijkheid openlaat dat mensen met een verstandelijke beperking in sommige gevallen kinderen kunnen krijgen (zie hiervoor). Kort samengevat wordt in dit advies betoogd dat goede besluitvorming over anticonceptie voor mensen met een verstandelijke beperking ook afhankelijk is van de beschikbaarheid van adequate hulpverlening, zowel ten aanzien van seksuele educatie, ondersteuning van meningsen besluitvorming over anticonceptie en ouderschap en training als ondersteuning van eventueel toekomstig ouderschap. Alle drie de vormen van hulpverlening zijn in hoge mate voor verbetering vatbaar, en er is onderzoek en scholing nodig voor hulpverleners en artsen. Tegelijk met het advies is een folder uitgegeven voor de mensen met een verstandelijke beperking om wie het gaat: in eenvoudige taal, met veel plaatjes, en ook geschikt om voor te lezen aan en te bespreken met mensen die zelf niet kunnen lezen.

Vervolg casus 1

Terug naar Ineke. Voor Ineke zijn al deze zaken op haar 15e jaar nog niet aan de orde. Nu Ineke anticonceptie gebruikt en menstrueert, voelt ze zichzelf meer erbij horen: ze is nu hetzelfde als de andere meisjes in haar huis. Haar ouders zijn minder bang voor de gevolgen van eventuele seksuele contacten. Na enkele gesprekken met de psycholoog van de schoolbegeleidingsdienst zijn de gesprekken tussen Ineke en haar ouders wat opener geworden. Ze vertelt meer wat er op school en tussen haar en haar vrienden en vriendinnen gebeurt, ook op intiem gebied, en dat is een hele zorg minder.

SOA

Een probleem dat eerder bij mannen dan bij vrouwen met een verstandelijke beperking naar voren zal komen is het volgende.

Casus 2

Mevrouw Jansma komt aan de balie van de huisartspraktijk en geeft de assistente een flesje urine. 'Dit is van mijn broer Jan,' zegt ze. 'Hij heeft al enkele dagen pijn bij het plassen, maar hij vertelt dat dan niet meteen. Maar gisteravond kreeg ik het door omdat hij vaak naar de wc liep toen ik op bezoek was. Het zal wel een blaasontsteking zijn, want dat heb ik ook altijd als ik vaak moet plassen. Hij is verder niet ziek of zo.'

De assistente kent Jan (54 jaar), die met een zekere regelmaat komt. Hij heeft bij de geboorte kernicterus gehad en begrijpt niet alles even goed. Bovendien spreekt hij wat onduidelijk, maar is niet onvriendelijk. Jan heeft altijd bij zijn ouders gewoond, maar eerst is zijn moeder overleden en ongeveer een jaar geleden ook zijn vader. Nu houdt zijn zus, mevrouw Jansma, een oogje in het zeil. Ze doet ook zijn was en regelt samen met haar man de administratieve zaken.

Als de assistente de urine onderzoekt, valt op dat deze absoluut niet helder is, eerder melkachtig. Er zit wat bloed bij en een goed sediment is er niet van te maken. De huisarts vraagt via mevrouw Jansma of Jan op het spreekuur wil komen. Uiteraard komt mevrouw Jansma mee naar binnen. De huisarts twijfelt of hij dat wel moet goed vinden, maar Jan lijkt dit heel gewoon te vinden.

Bij navraag blijkt Jan al vijf dagen een afscheiding uit de penis te hebben die pijn doet bij het plassen. Dergelijke klachten wijzen in de richting van een SOA. Maar hoe komt Jan daaraan? Na de toch directe vraag van de huisarts of Jan recent met een vrouw gevreeën heeft, blijkt dat inderdaad het geval. Al meerdere jaren komt er regelmatig een 'vriendin' op bezoek. Dat was al zo toen zijn ouders nog leefden. Zijn vader vond dat goed voor Jan. Zijn zus heeft dat nooit geweten. Jan gebruikt geen condoom, want die vrouw had gezegd dat ze toch niet meer zwanger kon worden.

Hoe SOA te voorkomen

Het was natuurlijk heel ruimdenkend van Jans ouders dat ze zorgden voor seksuele contacten voor hun zoon. Dat ze niet aan SOA gedacht hebben, kunt u zich ook nog voorstellen, maar anno 2003 is dat wel nodig. Zou Jan kunnen leren met condooms om te gaan? En hoe zou u zijn vriendin ervan kunnen overtuigen dat ook voor haar vrijen met condooms beter is? Ze zal zelf wel geen klachten gehad hebben, denkt u.

SOA bij mensen met verstandelijke beperking

Mensen die seksueel actief zijn, lopen kans op het krijgen van seksueel overdraagbare aandoeningen (SOA). Enkele jaren geleden vonden wij zevenmaal zoveel SOA bij mannen met een verstandelijke beperking als bij de andere mannen in hetzelfde huisartsenregistratiesysteem. Vrouwen met een verstandelijke beperking hadden zich in dezelfde periode niet met SOA gemeld bij hun huisarts.

De meest effectieve methoden om SOA te voorkomen zijn afzien van seksueel contact, of het gebruik van condooms. Veel mensen met een verstandelijke beperking hebben motorische problemen. Het vereist een zekere mate van handigheid om een condoom goed af te rollen, en dat kan ook maar in één richting. Dat moet je geoefend hebben, en mensen met een verstandelijke beperking moeten dat misschien wel vaker oefenen dan anderen. Ook vereist het nogal wat weerbaarheid, met name bij vrouwen, om seksueel contact zonder condoomgebruik te weigeren. Uit Engels onderzoek blijkt dat nogal wat mannen met een verstandelijke beperking betaalde onbeschermde seksuele contacten hebben met mannen zonder verstandelijke beperking, met alle risico's op SOA en HIV die daarbij horen. Deze zelfde mannen met een verstandelijke beperking hebben vaak een vriendin op het werk of de dagbesteding, met wie zij eveneens onbeschermde seksuele contacten hebben. Uit ons land zijn hierover nog geen gegevens bekend; verondersteld mag worden dat hetzelfde probleem hier ook voorkomt.

Vervolg casus 2

Terug naar Jan. U nodigt hem nogmaals uit op het spreekuur. Zou hij zijn vriendin mee willen nemen? Gelukkig is dat geen probleem: ze komen met zijn tweeën. U kunt haar uitleggen dat ook zij behandeling nodig heeft en haar andere con-

tacten moet waarschuwen, maar ook dat het gebruik van condooms nodig is om SOA te voorkomen. En ze had inderdaad niets gemerkt. Of Jan het allemaal begrijpt, krijgt u niet scherp. Jan vindt het goed dat u de zaak ook nog eens met zijn zus bespreekt. Via haar wordt contact gelegd met de SPD. Jan wordt uitgenodigd voor een cursus seksuele voorlichting, neemt daar inderdaad aan deel en hij komt u naderhand nog eens vertellen wat hij daar allemaal geleerd heeft.

Literatuur

Cambridge P & Brown H. HIV and Learning Disability. BILD Publ. Kidderminster UK 1997.
Denekens J. Sterilisatie van mentaal gehandicapten: wie beslist? [Dissertatie] Universiteit van Antwerpen 1992.
Douma J, Bergh P van den & Hoekman J. Verstandelijke handicap en seksueel misbruik. Lemniscaat, Rotterdam 1998.
Gezondheidsraad: Anticonceptie voor mensen met een verstandelijke beperking. Gezondheidsraad, 2002; publicatie nr. 2002/14 (te downloaden via www.gr.nl).
Gezondheidsraad: Vrijen en kinderen krijgen. Voor mensen met een verstandelijke beperking. Gezondheidsraad 2002 (te downloaden via www.gr.nl).
Inspectie voor de Gezondheidszorg. Sterilisatie mensen met een verstandelijke beperking. Ministerie van VWS, Den Haag 1998.
McCarthy, Michelle. Sexuality and Women with Learning Disabilities. Jessica Kingsley Publ. London UK 1999.
Schrojenstein Lantman-de Valk HMJ van, Metsemakers JFM, Haveman MJ & Crebolder HFJM. Health problems in people with intellectual disability in general practice: a comparative study. Family Practice 2000;17:405-7.
Schrojenstein Lantman-de Valk, HMJ van, Schupf N & Patja K. Reproductive and Physical Health in Women with Intellectual Disability. In: Walsh PN & Heller T. (eds). Health of Women with Intellectual Disability. Blackwell Oxford UK 2002.
Walsh PN, Heller T, Schupf N, Schrojenstein Lantman-de Valk HMJ van. Healthy Ageing – Adults with Intellectual Disabilities: Women's Health and Related Issues. Journal of Applied Research in Intellectual Disabilities 2001;14:195-217.

Voorlichtingsmateriaal in begrijpelijke taal is verkrijgbaar bij de regionale Sociaal Pedagogische Zorg.

7 *Voeding en maagdarmproblemen*

Casus 1

Mevrouw Jansen, de moeder van Ans, is een 70-jarige vitale vrouw, die uw spreekuur bezoekt wegens rugklachten. Ans is 35 jaar en lijdt aan het syndroom van Down. Haar moeder legt zelf een verband met de zorg voor haar dochter. Ans heeft steeds meer hulp nodig bij wassen en aankleden. Ans is veel te zwaar. U stelt haar moeder voor een nieuwe afspraak te maken met Ans erbij.

Een week later komen ze samen. Ans weegt nu 100 kilo bij een lengte van 152 cm. Nu Ans er toch is, vraagt haar moeder u naar Ans' buik te kijken: Ans geeft pijn aan als ze ontlasting moet maken, en dat gaat ook erg moeilijk. Ze is inderdaad geobstipeerd. Moeder geeft nog eens haar probleem aan: Ans geniet zo van lekkere dingen, en hoe kan haar moeder haar beter verwennen dan met lekkers? Haar dochter heeft toch al zo weinig ...

Het probleem van overgewicht

Mevrouw Jansen ziet het wel goed. Haar dochter is inderdaad veel te zwaar. U hebt wel eerder geprobeerd dat met haar te bespreken, maar tot voor kort waren uw opmerkingen daarover onwelkom. Nu ze daarvoor openstaat, is dit misschien de kans om het probleem aan te pakken. Hoe komt het eigenlijk dat overgewicht zo'n probleem is bij mensen met een verstandelijke beperking? En wat te doen aan de obstipatie?

Prevalentie van overgewicht

Adipositas (QI> 30) komt bij mensen met een verstandelijke beperking die zijn ingeschreven in huisartspraktijken driemaal zo vaak voor als in de rest van de praktijkpopulatie. Overgewicht (QI >25) wordt tweemaal zo vaak gezien in deze groep. Bij mensen die in residentiële voorzieningen wonen is de prevalentie waarschijnlijk vele malen hoger, maar exacte cijfers blijken moeilijk te vinden.

Wat zijn oorzaken van overgewicht?

Factoren die overgewicht in de hand werken zijn:
- weinig lichamelijke activiteit;
- toegenomen eetlust;
- ongezonde voeding.

Veel mensen met een verstandelijke beperking moeten levenslang medicijnen gebruiken voor epilepsie of psychiatrische aandoeningen. Een aantal hiervan heeft als bijwerking toename van de eetlust. Andere maken suf, of remmen anderszins de mate van lichamelijke activiteit. Pipamperon (een antipsychoticum, uit de groep van de butyrofenonen) en Zuclopentixol (antipsychoticum, uit de groep van de thioxanthenen) bijvoorbeeld, werken sterk eetlustverhogend. Haloperidol, eveneens uit de groep van de butyrofenonen, kan leiden tot een houterige en trage motoriek. Carbamazepine en de meeste benzodiazepinen kunnen suf maken. De hier genoemde middelen zijn vaak de eerste-keusmiddelen om psychoses of epilepsie te behandelen. Niet alleen moeten de voor- en nadelen van medicatie goed worden afgewogen, er is ook voorlichting nodig over de bijwerkingen en hoe daarmee om te gaan.

Door hun geestelijke en vaak ook motorische beperkingen zijn veel mensen met een verstandelijke beperking niet in staat deel te nemen aan reguliere sportactiviteiten. Teamsporten zoals voetbal of handbal, maar ook individuele sportmogelijkheden zoals atletiek of sporten in fitnesscentra, hebben weinig leden met een verstandelijke beperking, en als ze er al zijn, hebben deze mensen echt sterke steun nodig om zich te kunnen handhaven in een klimaat dat vaak meer op prestatie dan op plezier in bewegen is gericht. Er zijn wel sportclubs speciaal gericht op mensen met een verstandelijke beperking, maar door transportproblemen en beperkte financiële mogelijkheden zijn deze niet voor iedereen gemakkelijk te bereiken.

Zorgen voor gezonde voeding kan op verschillende manieren een probleem zijn. Mensen met een (lichte) verstandelijke beperking die op zichzelf wonen en voor hun eigen maaltijd moeten zorgen, hebben ook de neiging snelklaarmaaltijden te kopen of naar fastfoodketens te gaan. Kookboeken en voedingsvoorlichting voor mensen die niet goed kunnen lezen zijn schaars, en moeilijk toegankelijk zonder gerichte hulp. Waarom zou je vezels, groente en fruit eten als je niet weet waar dat goed voor is, terwijl de grote producenten in hun reclameboodschappen voortdurend laten weten dat je erbij hoort als je de nieuwste hamburgervariant gegeten hebt?

Vervolg casus 1

Terug naar Ans. De factoren die bij haar een rol spelen zijn: het ongezonde eten, onvoldoende beweging, kauwproblemen en obstipatie. Haar kauwproblemen worden gecompenseerd door een aanbod van calorierijke vezelarme voeding. Dat Ans meer zou moeten bewegen is nooit bij haar moeder opgekomen.

Hoe kun je overgewicht het beste aanpakken?

Bij de aanpak van een overgewichtprobleem is ook aandacht nodig voor de ouders van de persoon met een verstandelijke beperking. Ouders van een kind/volwassene met een verstandelijke beperking vinden vaak dat hun kind toch al zoveel moet missen in dit leven. Ze kunnen hun kind geen baan, geen vrienden, geen huwelijk bieden. Lekker eten is iets dat ouders wel kunnen bieden, en dat lekkere eten wordt vaak ook aangewend in plaats van al die andere dingen die ze zo graag voor hun kind gewild hadden. Er zijn andere manieren om iemand te verwennen, en wellicht kunt u als huisarts op dit punt mensen begeleiden: door het verwerkingsprobleem te begeleiden, door alternatieven voor het verwennen aan te bieden (uitstapjes, geurtjes, een lekker bad, knuffelspeelgoed, enzovoort) of door te verwijzen naar een diëtiste. Diëtisten die zijn aangesloten bij het netwerk DVG (Landelijk Netwerk Diëtisten Verstandelijk Gehandicaptenzorg) hebben specifieke deskundigheid in het geven van voedingsadviezen voor deze groep mensen en hun ouders/verzorgers, en zijn vaak ook heel creatief in het adviseren over niet-eetbare verwennerijen. Een populaire methode om af te vallen voor mensen met een lichte of matige verstandelijke beperking is het eetcontroleprogramma.

Eetcontrole-programma

Het eetcontroleprogramma is een methode waarbij caloriehoeveelheden zichtbaar gemaakt worden als groene (gezonde) of rode (minder gezonde) bolletjes. Elk bolletje staat voor 25 calorieën. Er zijn boekjes waarin voor allerlei soorten voedsel precies het aantal bolletjes en de kleur ervan staat aangegeven. Een bakje rauwkost is dan bijvoorbeeld twee groene bolletjes, een kroket zes rode bolletjes, en een glaasje cola light is géén bolletje. Er wordt afgesproken hoeveel bolletjes – dus hoeveel calorieën – men per dag mag eten. Voor elke dag krijgt de cliënt dan een blaadje met de afgesproken hoeveelheid bolletjes. Een 1000-calorieëndieet is dan een velletje met per dag 40 bolletjes, en twee keer per week mag er een extraatje in ter waarde van vijf bolletjes. Voor elke keer dat er iets gegeten of gedronken wordt, moet de bijbehorende hoeveelheid bolletjes worden ingekleurd. Het werken met deze methode vraagt wel enig begrip van hoeveelheden van de cliënt, en een duidelijke begeleiding door een ouder of groepsleider. Er worden afspraken gemaakt over de dagelijks beweging en de vochtinname, welke niet-eetbare beloning hoort bij welke gewichtsafname, en gedurende een bepaalde periode wordt er wekelijks begeleid.

Mondmotoriek en toestand van het gebit

Overgewicht, maar vaker nog ondergewicht, kunnen veroorzaakt zijn door kauw- en slikproblemen, berustend op mondovergevoeligheid, spierhyper- of hypotonie, of op kiespijn door gebitsproblemen. Mensen met het syndroom van Down hebben vaak slappe gelaatsspieren. Dit kan leiden tot kauwproblemen. Bij jonge kinderen met het syndroom van Down wordt dit vaak wel tijdig gesignaleerd en wordt er snel doorverwezen voor training van de mondmotoriek. Overigens hebben mensen met het syndroom van Down bovendien vaker tandvleesproblemen, waarvoor speciale mondhygiënische begeleiding nodig is.

Mensen met epilepsie die Difantoine als anti-epilepticum gebruiken, hebben vaak tandvleeshyperplasie. Zij hebben eveneens extra mondhygiënische begeleiding nodig.

Mensen met pervasieve ontwikkelingsstoornissen ('autisten') hebben vaak een overgevoeligheid in het mondgebied. Vaak is dit gemakkelijk te zien aan de toestand van het gebit: er zijn dan ook problemen met de mondhygiëne, en als er geen speciale aandacht voor is geweest, ziet het gebit er verwaarloosd uit.

Spastici worden bij het afhappen en kauwen vaak gehinderd door de hypertonie van de gelaatsspieren, maar vaak ook van de slikspieren. Ook dit veroorzaakt problemen bij de gebitsverzorging.

Kauw- en slikproblemen worden vaak opgelost door het aanbieden van babyvoeding of het mengen van maaltijden met appelmoes, zoals de moeder van Ans dat deed. Afgezien van het risico op voedingsdeficiënties kunnen deze maatregelen ook leiden tot een te hoog of te laag calorieënaanbod.

Bij een vermoeden van problemen met de mond- en kauwmotoriek kan verwijzing naar een logopediste plaatsvinden. Zij kan de diagnostiek op dit punt verfijnen, en vervolgens de mond- en kauwmotoriek trainen. Logopediste en diëtiste kunnen adviezen geven over de meest adequate wijze van aanbieden van het voedsel. Aandachtspunten zijn dan dat de zithouding goed moet zijn, dat de mond- en kauwmotoriek optimaal gestimuleerd wordt, dat de voedselsamenstelling en -consistentie adequaat is, en dat het gebit goed verzorgd is. Zit de patiënt in een goede houding tijdens het eten? Zeker bij rolstoelbehoeftige scoliosepatiënten loont het om te (laten) bekijken of de patiënt niet overmatig gehinderd wordt door spasmen en of hij wel kan slikken in deze zithouding. Als er hulp nodig is bij het eten, hoe wordt die dan gegeven? Is er voldoende rust en tijd om te voeren? Wat is een goede lepel en hoe wordt die naar de mond gebracht? Kan de patiënt zelf drinken, al dan niet met een aangepaste beker? Bevat de voeding voldoende koolhydraten, eiwitten, vetten, mineralen? Is de calorische waarde voldoende? Hoeveel van het aangeboden voedsel komt echt binnen, en hoeveel wordt er geknoeid of uitgespuugd? Bij twijfel is het verstandig ook hier een diëtiste te consulteren.

Tandheelkundige zorg

Ook de tandheelkundige zorg kent bijzondere aspecten. De mondverzorging kan belemmerd worden door angst, spasticiteit, houdingafwijkingen of overgevoeligheid in het mondgebied. Het tandglazuur kan aangetast zijn door reflux van maagzuur of door het gebruik van medicijnen. Standsafwijkingen van gebitselementen of aangeboren afwijkingen van het gelaat kunnen orthodontisch ingrijpen noodzakelijk maken. Een aantal instellingen beschikt over een afdeling Bijzondere tandheelkunde. Bij complexe problematiek kunnen ook gewone tandartsen mensen met een verstandelijke beperking hiernaartoe verwijzen.

Obstipatie

De factoren die een rol spelen bij het voorkomen van obstipatie zijn de mate waarin de voeding vezels bevat, de mate waarin iemand beweegt, en het gebruik van medicatie die de darmmotoriek afremt. Zo veroorzaken bijvoorbeeld carbamazepine, haloperidol en diverse andere neuroleptica obstipatie.

Het bewegingstekort bij mensen die niet sporten omdat er geen aanbod is dat past bij hun mate van handicap, werd hiervoor al ter sprake gebracht. Mensen die rolstoelbehoeftig of bedlegerig zijn, kunnen vaak niet deelnemen aan bewegingsactiviteiten. Ook hier kan een gespecialiseerde diëtiste goed ondersteunen. Soms is laxerende medicatie onvermijdelijk. Een valkuil is het voorschrijven van volumevergroters wanneer er onvoldoende vochtinname is. Zeker voor mensen die residentieel wonen, die zelf geen verbale capaciteiten hebben en dus niet om drinken kunnen vragen, komt het vaak voor dat de dagelijkse vochtinname ver onder de (voor een goede stoelgang noodzakelijke) 2 liter per dag ligt.

Vervolg casus 1

Terug naar Ans. U verwijst Ans en haar moeder naar een gespecialiseerde diëtiste in de buurt. U krijgt bericht terug van de intake. Uit de voedingsanamnese blijkt dat de voeding van Ans te weinig vezels bevat. Ook blijkt haar moeder het warme eten te malen, en altijd met appelmoes op te dienen. De meest voor de hand liggende oplossing bij eetproblemen is om de voeding als pap of met appelmoes aan te bieden. Dat leidt gemakkelijk tot een te groot calorieënaanbod.

Ans kan niet goed kauwen. Hoe is het met haar mondmotoriek, en met haar gebit?

Ans blijkt het verband tussen veel eten en dik worden wel een beetje te kunnen begrijpen. Nu pas blijkt dat ze ook graag bepaalde merkkleding zou willen dragen, die haar niet past. Verder is ze dol op het Koninklijk Huis.

In overleg begint Ans met een eetcontroleprogramma. Ze moet twee liter vocht per dag drinken. Haar beloning bestaat uit een tijdschrift over vorstenhuizen als ze twee kilo per maand afvalt.

Via de diëtiste komt Ans in contact met de plaatselijke wandelclub. Er is een speciale korte wandelafstand voor ouderen. Elke zondagochtend wandelt ze, ze raakt bevriend met enkele oudere dames die deze vriendelijke vrouw maar wat graag onder hun hoede nemen.

Het werkt: in de eerste drie maanden gaat haar gewicht omlaag van 100 kg naar 92 kg. De obstipatie verdwijnt. Een paar maanden later koopt ze met haar moeder voor het eerst in jaren een Levis-spijkerbroek.

Gewichtsreductie op de langere termijn

Het blijft een probleem het streefgewicht op de lange termijn vast te houden. Het vraagt een voortdurende inspanning van u, en van de diëtiste, om het eenmaal behaalde succes vast te houden. Gunstige factoren hierbij blijken ijdelheid: het feit dat Ans graag mooie kleren draagt en gevoelig is voor complimenten kan heel goed gebruikt worden. Ook sociale beloningen, in het geval van Ans de vriendschappen die ze vindt in de wandelclub, kunnen bijdragen aan het succes.

Factoren die een rol spelen bij ondergewicht

Hoewel minder vaak dan overgewicht, komt ook ondergewicht voor: meestal bij overbeweeglijke mensen, erg lange mensen en bij spastici.

De oorzaak van ondergewicht is meestal onvoldoende aanbod of opname van voedsel. Bij mensen die niet zelf eten maar gevoed worden, kan door beperkte mondmotoriek of choreatische bewegingen veel voedsel naast in plaats van in de mond terechtkomen. Een normaal gevuld bord is dan echt onvoldoende.

Mensen die overbeweeglijk zijn, verbruiken meer dan gemiddeld. Hetzelfde geldt voor extreem lange mensen, die meer nodig hebben dan hun jonge, tengere verzorgster. Als anderen voor hen het eten klaarmaken terwijl zij niet zelf kunnen aangeven dat ze niet genoeg hebben, krijgen zij te weinig binnen. In instellingen is het soms nog gebruikelijk dat boterhammen voorgesmeerd en afgeteld worden. Een aantal cliënten komt zo echt te kort. Ook hier kan de gespecialiseerde diëtiste hulp bieden.

Casus 2

Jolanda, een 20-jarige vrouw met een cerebral palsy ('spasiciteit'), heeft een ernstige verstandelijke beperking, een spastische tetraparese en een forse scoliose.

Ze is al een paar maanden niet lekker als haar moeder met haar op het spreekuur komt. De laatste weken vindt haar moeder voortdurend bruin vocht op het kussen als ze Jolanda uit bed haalt. Jolanda is de afgelopen drie maanden 5 kilo afgevallen, ze is veel verkouden en ze is minder opgewekt dan haar moeder gewend is.

Wat speelt er bij Jolanda?

Jolanda kan niet praten en functioneert intellectueel op het niveau van een 2-jarig kind. In haar mond ziet u niets bijzonders. Haar gebit ziet er goed uit. Desgevraagd vertelt haar moeder dat ze met Jolanda vier keer per jaar naar de bijzondere tandarts gaat. Zou het bruine vocht oud bloed zijn? Via de AVG van de instelling voor mensen met een verstandelijke beperking in uw regio verwijst u Jolanda en haar moeder naar een gastro-enteroloog die geduld heeft en die ervaring heeft met gastroscopie bij mensen met een verstandelijke beperking. Jolanda krijgt een gastroscopie onder sedatie.

Gastro-oesofageale reflux ziekte (GORZ)

Pas sinds enkele jaren is bekend dat de gastro-oesofageale reflux zo frequent voorkomt. De diagnose wordt nog steeds vaak gemist. De aandoening komt zeer vaak voor bij spastische mensen met een ernstige verstandelijke beperking. De kans bij mensen met een IQ<35 is 35-68%, en bij mensen met minstens twee spastische ledematen is de kans eveneens 35-68%. Een mogelijke verklaring hiervoor is dat mensen met een ernstige verstandelijke beperking zelden hun klachten adequaat verwoorden; de symptomen zijn vaak aspecifiek zijn en worden geduid als recidiverende luchtweginfecties of probleemgedrag. Bij ‘liggers’ komt daar nog bij dat in deze houding maagzuur gemakkelijk terugvloeit.

Diagnose en behandeling van GORZ

Er wordt een onderscheid gemaakt tussen A- en B-symptomen. Bij A-symptomen (haematemesis, regelmatig braken gedurende langere tijd, ijzergebreksanemie e.c.i.) is gastroscopie nodig ter uitsluiting van andere aandoeningen, zoals carcinoom, strictuur, ulcus duodeni of ulcus ventriculi). Bij B-symptomen (recidiverende luchtweginfecties, zowel van de bovenste als van de onderste luchtwegen), voedingsproblemen, afvallen, regurgiteren) dient volgens de richtlijn de diagnose worden gesteld door 24-uurs pH-meting. In de praktijk wordt de pH-meting lang niet altijd verricht, omdat velen ertegen opzien om dit onderzoek uit te voeren. Vaak wordt ‘blind’ met medicatie gestart.

Wanneer een GORZ door middel van gastroscopie is gediagnosticeerd is het huidige beleid levenslange behandeling met omeprazol 40 mg per dag. Wanneer er geen diagnostiek is verricht, is het verstandig omeprazol voor drie maanden voor te schrijven. Als na het stoppen de klachten niet recidiveren, kan de patiënt als genezen worden beschouwd. Indien er wel een recidief optreedt, moet alsnog een gastroscopie worden verricht, waarna de behandeling afhankelijk is van de bevindingen.

De NVAVG-richtlijn voor GORZ is *evidence-based*, en bedoeld voor mensen met een verstandelijke beperking. Zij gaat ervan uit dat er aandacht is besteed aan de eetproblemen en de zithouding (zie hiervoor).

Vervolg casus 2

Terug naar Jolanda. Er wordt bij haar een refluxziekte gediagnosticeerd. Ze krijgt omeprazol voorgeschreven. Bij de eerste evaluatie na drie maanden blijken de symptomen verbeterd te zijn. Volgens de richtlijn moet de behandeling met omeprazol dan levenslang worden voortgezet.

Na een half jaar ziet u Jolanda en haar moeder om een andere reden op het spreekuur. Ze vertellen hoe goed het gaat. Jolanda zit stralend in haar rolstoel en ze is fitter dan ze ooit was. Ze glimt van oor tot oor als u haar complimenteert met haar uiterlijk.

Literatuur

Böhmer CJM. Gastro-oesophageal reflux disease in intellectually disabled individuals. [proefschrift]. Vrije Universiteit Amsterdam 1996.
Drooge-Schneijderberg VJ van, Holman H, Oosterbos M. Wij koken zo. Stichting Bijzondere Educatieve Publicaties. Heerhugowaard 1992.
Nederlandse Maatschappij tot bevordering van de Tandheelkunde. Werkgroep Bijzondere Zorggroepen. Mondige kwaliteitszorg in en vanuit instellingen. Nieuwegein: NMT 2001.
Rasenberg S & Veen-Roelofs J. Eetcontrole programma voor mensen met een verstandelijke beperking. Handleiding bij individuele begeleiding. De Hondsberg, Oisterwijk 1995.
Reuland-Bosma W. Periodontal disease in Down syndrome, an immunological disorder. Proefschrift, Groningen 1988.
Spiekhout J, Rengenhart E, Diesfeldt A, Costa S da , Dirks T, Berg H van den, Berg A van den. Als je kind het zelf niet kan. Bohn, Stafleu Van Loghum Houten/ Diegem 2001.

De richtlijn voor diagnostiek van gastro-oesofageale refluxziekten is te vinden op de website van de NVAVG (www.nvavg.nl).

8 Ouder worden

Casus 1

Thérèse, 70 jaar, is een spastische vrouw met een lichte verstandelijke beperking, dat wil zeggen dat ze functioneert op het niveau van een 10-jarige. De oorzaak van haar verstandelijke beperking is waarschijnlijk een kernicterus. Thérèse woont met twaalf andere mensen met een verstandelijke beperking in een sociowoning midden in het dorp. U kent haar al lang, ze woont daar zeker al twintig jaar. Het is een vrouw met humor, die in haar woongroep een soort moederrol heeft. Ze heeft een hemiparese: haar linkerhand kan ze nauwelijks gebruiken, haar linkerbeen sleept een beetje bij het lopen. Ze heeft ook epilepsie, de aanvallen treden enkele malen per jaar op in de vroege ochtend. Ze is dan even het bewustzijn kwijt, draait met de ogen, en zegt naderhand dat ze zich niet lekker heeft gevoeld.

Vanaf haar 65e is ze niet meer zo gezond als ze vroeger was. Het lopen gaat wat moeilijker, ze heeft pijntjes. Sinds die tijd zijn er diverse valincidenten geweest. Bij een daarvan, twee jaar geleden, heeft ze haar heup gebroken. Ze kreeg een total hip, en de revalidatie verliep, mede dankzij Thérèses sterke wil om weer de oude te worden, zonder veel problemen.

De laatste twee maanden gaat het niet goed: ze is soms dagenlang suf, ze heeft zich een aantal malen verslikt. Soms lijkt ze verward te praten en op andere momenten is er sprake van dysartrie, en is ze moeilijk verstaanbaar.

Nu komt ze met haar groepsbegeleidster en met haar 75-jarige zus, die in de nabije grote stad woont. Het kan zo niet langer. Thérèse heeft hulp nodig bij het eten, de groepsleidster die 's nachts in het huis slaapt moet bijna elke nacht eruit omdat Thérèse dan niet goed wordt. Kunt u niet zorgen dat ze wordt opgenomen in de instelling waar ze twintig jaar geleden vandaan kwam? Thérèse geeft weliswaar duidelijk aan dat ze dat niet wil, maar zo is het voor de begeleidsters geen leven.

Moet Thérèse overgeplaatst worden?

De vraag of het zorgsysteem nog wel adequaat is, kan wel besproken worden met de huisarts, maar is ook een zaak voor de andere zorgverleners. Doorgaans is er een procedure om overplaatsingen aan te vragen. In dit geval horen overplaatsingen via het hoofd van de woning te worden aangevraagd bij het plaatsingsteam van de beherende instelling. Ook de eigen wil van Thérèse speelt hierin mee. Zij wil niet weg. Haar zorgsituatie moet eerst maar eens beoordeeld worden door de zorgmanager.

Hebt u haar gezondheidstoestand wel goed in beeld? U gaat nog eens na wat u de laatste tijd allemaal gedaan hebt. Bij uw eigen onderzoeken vond u geen nieuwe afwijkingen, met name niet aan hart en longen. Haar gewicht is niet veranderd; haar bloeddruk schommelt steeds rond de 130/90 mm Hg. Incidenteel heeft ze een urineweginfect. Eigenlijk heeft ze wel veel medicijnen. Haar anti-epileptica (difantoïne en carbamazepine) zijn de laatste twintig jaar niet gewijzigd. Ze krijgt bovendien omeprazol in verband met gastro-oesofageale refluxziekte, psylliumzaad en een sennapreparaat voor de obstipatie, Didrokit vanwege haar osteoporose, een NSAID voor de pijnklachten en een benzodiazepine als slaapmedicatie. Zou de combinatie van haar medicijnen de oorzaak zijn van het hiervoor beschreven 'niet goed worden'? Met name dysartrie – maar ook ataxie – kan een symptoom zijn van een difantoïne-intoxicatie. Sufheid kan door diverse te hoge medicijnspiegels veroorzaakt worden.

De rol van medicijngebruik

Veel mensen met een verstandelijke beperking gebruiken hun hele leven medicijnen. Bij een Nederlands onderzoek naar geneesmiddelengebruik door mensen met een verstandelijke beperking die in instellingen wonen, bleek dat 37% van deze mensen geneesmiddelen tegen epilepsie of psychofarmaca (vooral antipsychotica en anxiolytica) gebruikte, 10% gebruikte middelen tegen hart- en vaatziekten en 9% gebruikte maagdarmmiddelen. In deze laatste groep ging het vooral om maagzuurremmers en laxantia.

Ouderen met een verstandelijke beperking krijgen dezelfde ouderdomsproblemen als iedereen, en ook daarvoor is vaak langdurig medicatiegebruik nodig. Dat betekent een groter risico op iatrogene problemen die samenhangen met medicijngebruik: medicijnen worden vaak te lang gebruikt, er kunnen bijwerkingen of interacties optreden, en lever- of nierfuncties worden veelal minder.

Interacties worden in een HIS gesignaleerd, zodat een andere keus gemaakt kan worden.

Mensen met een verstandelijke beperking melden zelden spontaan bijwerkingen van medicijnen. Ook de vraag of een geneesmiddel gestopt kan worden, wordt zelden gesteld. Het is belangrijk dat de huisarts jaarlijks, of bij mensen die veel verschillende medicijnen gebruiken vaker, bijvoorbeeld eens per drie tot zes maanden), het medicijngebruik evalueert, met de patiënt en zo nodig met een familielid of verzorger. Er moet dan nagegaan worden of de indicatie voor het geneesmiddel nog aanwezig is, en of er geen bijwerkingen zijn, waarbij met name naar sufheid en bewegingsstoornissen gevraagd moet worden. Eventueel kan via laboratoriumonderzoek bepaald worden of lever- en nierfuncties nog binnen de norm vallen. Huisartsen die zich onvoldoende bekwaam voelen om de psychotrope medicatie aan te passen, kunnen het beste verwijzen naar de AVG of de geriater. Soms zullen zij de dosering aanpassen, maar er kan ook een keuze gemaakt worden voor andere middelen met andere of minder bijwerkingen.

Vervolg casus 1

Terug naar Thérèse. In overleg met de AVG worden de bloedspiegels van de anti-epileptica bepaald. Bepalingen van de concentratie van geneesmiddelen in het bloed zijn slechts voor een beperkte groep geneesmiddelen, vooral anti-epileptica, antidepressiva en digoxinen zinvol en relevant. In Thérèses geval dus alleen van de anti-epileptica. Voor de andere middelen die Thérèse gebruikt, levert zo'n bepaling waarden op met zo'n grote bandbreedte dat er geen conclusies aan verbonden kunnen worden.

Haar carbamazepinespiegel is te hoog. Langzaam, met 100 mg per maand om geen insulten te provoceren, wordt haar dagdosis verlaagd. Haar dagdosis is nu 1000 mg, in twee giften van 500 mg; over drie maanden zal die 700 mg (400-300 mg) per dag zijn.

Thérèse wordt fitter, af en toe is ze weer de humorvolle vrouw die u al die jaren hebt gekend. Maar het blijft kwakkelen. Er is steeds meer hulp nodig bij de verzorging, en af en toe praat ze er echt naast. Op een nacht heeft ze een aanval, geduid als insult, waarbij ze hevig kwijlt en haar mond scheef trekt. 's Morgens is het weer minder, maar de ongeruste groepsleidster belt u toch voor een visite. Bij aankomst doet Thérèse de deur voor u open.

Was die visite wel nodig, had ze niet gewoon naar de praktijk kunnen komen? U besluit daar maar even geen punt van te maken.

Cultuurverschillen

In een nog lopend onderzoek naar de overdracht van zorg van de AVG naar de eerste lijn blijkt er een cultuurverschil te zijn tussen de organisatie van de medische zorg in de instelling en die in de eerste lijn. De huisarts is gewend om in een team samen met zijn praktijkassistente te opereren; de praktijkassistente is gewend en in staat de triage te doen voor visite, consult op de praktijk of advies door haarzelf. De AVG in de instelling werkt veelal zonder zo'n assistente. Groepsleidsters, met een heel andere opleiding dan doktersassistentes, zijn gewend om zich rechtstreeks tot de arts te wenden. Groepsleidsters in sociowoningen zijn veelal afkomstig uit instellingen en hebben daar hun opleiding gehad. Ze ervaren de triage door de praktijkassistente als een onnodige barrière. Dit kan gemakkelijk leiden tot wederzijdse irritatie, die de verhouding tussen het personeel van de woonvoorziening en het eerstelijnsteam danig op de proef kan stellen. In de praktijk blijkt dat kennismakingsgesprekken, vooral tussen praktijkassistentes en groepsleidsters, waarbij de wederzijdse expertise aan de orde dient te komen, en aan de hand daarvan werkafspraken gemaakt kunnen worden voor de onderlinge contacten en hulpvragen, de relaties en de communicatie zeer te verbeteren.

Vervolg casus 1

Opnieuw Thérèse. U neemt met de aanwezige groepsleidster – een andere dan degene die u vanmorgen belde – het verhaal nog eens door. Het grootste probleem blijkt de angst van de verzorgenden dat Thérèse bij zo'n nachtelijke aanval zal overlijden, en dat zij daar niets aan kunnen doen.

Omgaan met ernstige ziekte en overlijden

Hoewel er geen sprake van is dat Thérèse terminaal is, verdient deze angst van verzorgenden wel aandacht. Groepsleidsters in de zorg voor mensen met een verstandelijke beperking zijn meer agogisch dan medisch geschoold. 's Avonds werken ze vaak alleen, 's nachts zijn er slaapdiensten, maar in zo'n situatie doe je geen oog dicht. De groep begeleidsters in deze woning heeft in de loop der jaren de nodige bijscholing gehad in ADL-ondersteuning, maar dat levert nog geen expertise op in het omgaan met oude mensen die aan de eindfase van hun leven bezig zijn. Zij schatten soms processen als levensbedreigend in die passen binnen een normaal proces van ouder worden.

Een complicerende factor in het omgaan met mensen in de laatste levensfase is het feit dat de groepsleidsters in loondienst zijn, en zelden langer dan acht uur per dag werken. Zij zien daardoor vaak de geleidelijke achteruitgang niet, maar ervaren soms slechts schoksgewijs verslechteringen. Ook hebben zij een andere band met hun cliënten dan kinderen of broers en zussen die zorgen voor een ouder wordend familielid. Het is normaal dat een cliënt met een verstandelijke beperking per 24 uur drie of meer verschillende personen als verzorger om zich heen ziet.

Ook de duur van een relatie is veel korter dan die met familieleden. In de woning waar Thérèse woont, zijn er nog enkele groepsleidsters die haar al twintig jaar kennen. Hoewel dit uitzonderlijk lang is, is het toch minder dan een derde van haar leven. Als er geen levende broers of zussen meer zijn, en als er geen document is gemaakt met haar levensgeschiedenis, is Thérèse dus grotendeels geschiedenisloos. Juist in een laatste levensfase wordt de beleving van mensen vaak bepaald door wat ze meegemaakt hebben rond ziekte en sterven van hun ouders en andere naasten. Als niemand die geschiedenis kent, kan de zorg als schraal ervaren worden.

Een methode om daar verandering in te brengen is om in de zorgplannen levensverhalen op te nemen, geschreven door of aan de hand van gesprekken met nog levende familieleden. Bewoners genieten enorm van het ophalen van hun eigen geschiedenis met groepsleidsters die hun verhaal kennen. Bij mensen met beperkte verbale capaciteiten zijn deze levensverhalen een enorme steun in het begrijpen van de losse woorden die zij soms eindeloos herhalen. Een pastor van een instelling geeft cursussen in het omgaan met sterven en dood, zowel aan cliënten als aan personeel. Doel hiervan is met name het bespreekbaar maken van de beelden, zingevingsvragen, angsten en ervaringen die mensen hebben bij sterven en dood. Dit blijkt een duidelijke steun in deze situaties.

Vervolg casus 1

Bij uw onderzoek van Thérèse vindt u eigenlijk niets bijzonders, ze heeft nog altijd dezelfde hemiparese ten nadele van links, en bij verder oriënterend neurologisch en cardiovasculair onderzoek vindt u geen afwijkingen. U vindt haar wat mager, en bij navraag is ze de laatste maanden 5 kilo afgevallen. Via de AVG, die na de evaluatie van het neurologisch beeld en de medicatie het ook even niet meer weet, gaat Thérèse naar de geriater. Deze vindt bij haar onderzoek toch discrete tekenen van een hemiparese aan haar 'goede' rechterkant. In overleg wordt afgezien van verder beeldvormend onderzoek, en als werkdiagnose wordt status na CVA, gecompliceerd door medicijnintoxicatie, aangehouden. Zij adviseert inschakelen van de fysiotherapeut voor het oefenen van de transfersituaties: het verplaatsen van bed naar rolstoel, en van rolstoel naar stoel, en het continueren van een geleidelijke verlaging van de anti-epileptische medicatie, op geleide van het aanvalspatroon. De langzame afbouw van anti-epileptica is op dat moment halverwege; deze kan vele maanden in beslag nemen. Daarnaast is het wenselijk acetylsalicylzuur in een dosering van 60 mg eenmaal daags aan de medicatie toe te voegen. Ook bij GORZ-patiënten blijkt dit probleemloos uitvoerbaar. De fysiotherapeut gaat aan de slag, en de medicatieadviezen worden opgevolgd. De AVG bemiddelt voorts naar het inschakelen van de pastor van de instelling, om het personeel te begeleiden in hun omgaan met ziekte en dood. Ook de gedragswetenschapper van de instelling wordt ingeschakeld voor teamcoaching.

Geleidelijk aan wordt het rustig rond Thérèse. Af en toe ziet u haar in haar rolstoel door het dorp gereden worden, en dan zwaait ze vriendelijk naar u.

Vier maanden later wordt u opnieuw gebeld over Thérèse. De avond tevoren is ze weer gevallen. Met hulp van een van de huisgenoten heeft de dienstdoende groepsleidster haar in bed gelegd, en na een pijnstiller ging Thérèse gewoon slapen. Nu, de volgende ochtend, ligt haar 'goede' linkerbeen toch wel erg raar in bed, en hoewel Thérèse erg haar best doet, kan ze niet op het been staan. U gaat kijken, vindt aanwijzingen voor een collumfractuur en stuurt haar in. Ze krijgt een tweede total hip, en lijkt aanvankelijk goed te genezen. Enkele dagen later krijgt ze een groot CVA, en overlijdt in het ziekenhuis.

Als u enkele dagen later gaat condoleren, ligt Thérèse opgebaard in haar mooiste kleren in haar slaapkamer. Er zijn bloemen rond haar bed, tekeningen en allerlei kleine attenties van huisgenoten. Een van de huisgenoten ziet uw ontroe-

ring, biedt u een kop koffie aan, en aait u zachtjes over de arm. Indrukwekkend, vindt u, zoveel liefde.

De begrafenisdienst is een aangrijpend gebeuren. Voor in de kerk is naast de kist een grote foto van Thérèse geprojecteerd. Op de voorste rijen zitten Thérèses huisgenoten. Ze zijn er allemaal, net als de groepsleidsters die in het huis werken, en ook een aantal oud-personeelsleden. Er zijn enkele stokoude dametjes die op Thérèse lijken, dat zullen wel zussen zijn. In de viering worden de bewoners actief betrokken, met het aansteken van kaarsen, en het leggen van rozen op de kist. Haar levensgeschiedenis wordt verteld, er worden liedjes gezongen die ze mooi vond. Het is een waardig afscheid.

Het is belangrijk dat mensen met een verstandelijke beperking betrokken worden bij het overlijden. Rites in kerkelijke vieringen kunnen daarbij een belangrijke rol spelen. Ook mensen met weinig of geen verbale capaciteiten begrijpen heel goed wat doodgaan is. Enkele huisgenoten van Thérèse hebben zo'n twintig of dertig jaar hun leven met haar gedeeld en zij moeten de mogelijkheid krijgen om deel te nemen aan het afscheid van de overledene. Bij navraag blijken de huisgenoten steun te vinden bij de gedachte dat als het zover is, ook zij deze zorg en zo'n afscheid zullen krijgen.

Casus 2

Bij het condoleancebezoek vraagt de aanwezige groepsleidster u even naar Clara te kijken. Ze heeft Clara zojuist haar wekelijkse badbeurt gegeven, en zag een deuk in de rechterborst. Clara is 56 jaar, en was tot nu toe lichamelijk gezond. Clara heeft een matige verstandelijke beperking, waarvan de oorzaak onbekend is; ze functioneert op het niveau van een 6-jarige. Ze spreekt enkele woorden, kan veel duidelijk maken met gebaren en begrijpt alles wat er tegen haar gezegd wordt.

U voelt bij onderzoek een vaste knobbel, met een doorsnede van enkele centimeters, die vast lijkt te zitten aan de onderlaag, en daarboven een ingetrokken huid. Clara weet goed wat er aan de hand is. Haar moeder en haar oudere zus zijn eerder aan de gevolgen van mammacarcinoom overleden.

U telefoneert met de chirurg, en nog dezelfde week, vlak na de begrafenis van Thérèse, wordt de diagnose mammacarcinoom gesteld. Clara wordt behandeld volgens protocol. Op dit moment is dat een borstsparende operatie met okselkliertoilet.

Een van de personeelsleden vraagt of borstkanker vaker voorkomt bij vrouwen met een verstandelijke beperking. Een aantal van haar vriendinnen die in de instelling werken, zien in hun werk op dit moment vrouwen met dezelfde problematiek.

Risico op borstkanker en andere ouderdomsziekten

De meeste vrouwen met een verstandelijke beperking hebben geen kinderen. Nooit een bevalling hebben doorgemaakt geldt inderdaad als een verhoogd risico op borstkanker. Hypogonadisme komt eveneens vaker voorkomt bij vrouwen met een verstandelijke beperking en ook dit verhoogt het risico op borstkanker.

Medicijnintoxicaties komen bij mensen met een verstandelijke beperking wellicht nog vaker voor dan bij andere ouderen door het langdurig gebruikte psychofarmac. Andere aandoeningen die frequenter voorkomen bij ouderen met een verstandelijke beperking zijn slecht horen en slecht zien (zie hoofdstuk 3). Het verhoogde risico op de ziekte van Alzheimer bij ouderen met het syndroom van Down kwam al aan de orde in hoofdstuk 5.

Het risico op osteoporose is groter dan bij andere ouderen door het gebruik van fenytoïne en barbituraten, door hypogonadisme en door de geringe mate van lichamelijke activiteit.

Uit onderzoek blijkt dat cervixcarcinoom juist minder vaak voorkomt bij vrouwen met een verstandelijke beperking. Verklaringen hiervoor zijn het ontbreken van seksuele contacten, een late menarche en een vroege menopauze.

Bij onderzoek onder mensen met een verstandelijke beperking die in instellingen woonden, bleek dat hart- en vaatziekten en ook diabetes minder vaak voorkwamen dan in de open bevolking. Mogelijk hangt dit samen met het sobere voedselaanbod uit de grootkeuken, zeker voor mensen die niet daarnaast op eigen houtje iets lekkers kunnen kopen bij de bakker of de snackbar. In buitenlandse onderzoeken daarentegen bleken hart- en vaatziekten en ook diabetes juist meer voor te komen bij mensen met een verstandelijke beperking. Daar wonen meer mensen in kleinschalige woonvoorzieningen, die bovendien zelf voor hun eten moeten zorgen, niet bereikt worden door voorlichtingsprogramma's over gezonde voeding, en veel gebruikmaken van gemaksvoeding uit de snackbar. Te verwachten valt dan ook dat met de toenemende deconcentratie – het verhuizen uit instellingen naar kleinschalige woonvoorzieningen – de prevalentie van hart- en vaatziekten en diabetes bij mensen met een verstandelijke beperking zal toenemen.

Een groot probleem is de atypische klachtenpresentatie door de combinatie van levenslang bestaande aandoeningen met ouderdomsaandoeningen: als iemand slechter gaat lopen is dat dan een gevolg van gewrichtsslijtage, is er sprake van een medicijnintoxicatie, of ziet de persoon slecht en is hij daardoor bang om te vallen?

Vervolg casus 2

Van de AVG weet u dat er met enige regelmaat groepsgesprekken zijn met de cliënten en de groepsleiders over de omgang met Clara en haar ziekte. U gaat geregeld kijken, en vindt dat de situatie naar omstandigheden redelijk is. De instelling heeft extra personeel ingezet om Clara bij haar vele ziekenhuisbezoeken te begeleiden, en ook haar twee nog in leven zijnde zussen zijn nauw bij de zorg betrokken. Na zes maanden openbaart zich bij Clara vrij onverwacht een wervelmetastase, waardoor ze een dwarslaesie krijgt en veel pijn heeft. Binnen enkele weken is ze geheel bedlegerig. Ze krijgt intrathecale pijnbestrijding en na wat opstartproblemen loopt dat goed. U hebt in de laatste weken veelvuldig overleg met de AVG en u neemt ieder uw deel van de terminale zorg, die redelijk intensief is. Er is wel discussie gevoerd over de vraag of Clara niet moest verhuizen naar de ziekenboeg op de hoofdlocatie, maar met extra personeelsinzet en royale steun van de familie blijkt het mogelijk Clara in de woning te houden. Clara overlijdt in haar eigen bed. Iedereen is doodmoe, maar het algehele gevoel is dat de zorg in de laatste levensfase goed is geweest.

Euthanasie

De vraag naar euthanasie werd noch bij Clara, noch bij Thérèse gesteld. Bij u als huisarts kwam die vraag wel op. In zorgvoorzieningen voor mensen met een verstandelijke beperking is iedereen erg voorzichtig met het stellen van de vraag. Het gaat tenslotte om wilsonbekwame mensen. Geen zorgvoorziening zal de schijn op zich willen laden hier lichtvaardig mee om te gaan. De wetgeving zegt heel duidelijk dat euthanasie alleen aan de orde kan zijn bij mensen die wilsbekwaam zijn. Weliswaar kan het nooit zo zijn dat iemand met een verstandelijke beperking per definitie wilsonbekwaam is ter zake van het beslissen over zijn eigen leven en de uitzichtloosheid van zijn lijden. Als het al aan de orde komt, vraagt het extra zorgvuldigheid in het oordelen over nut en noodzaak. Bij het merendeel van de patiënten ondervangt goed palliatief handelen de vraag om euthanasie. De zich ontwikkelende transmurale palliatieve adviesteams kunnen hier goede diensten bewijzen.

Literatuur

Deb S, Matthews T, Holt G, Bouras N. Practice guidelines for the Assessment and Diagnosis of Mental Health Problems in Adults with Intellectual Disability. Pavillion, Brighton 2001.
Schadé E. En dan is er nog de huisarts. De huisarts als gezinsarts voor verstandelijk gehandicapten. Huisarts en Wetenschap 1996;39:513-516.
Schrojenstein Lantman-de Valk HMJ van, Kessels AGH, Haveman MJ, Maaskant MA, Urlings HFJ, Akker M van den. Medicijngebruik door verstandelijk gehandicapten in instituten en gezinsvervangende tehuizen. Nederlands Tijdschrift voor Geneeskunde 1995;139;1083-1088.
Schrojenstein Lantman-de Valk HMJ van, Meulmeester JF, Metsemakers JFM & Crebolder HFJM. Speciale zorg voor speciale patiënten. Patiënten

met een verstandelijke handicap bij de huisarts. Medisch Contact 2000;55:656-658.
Schrojenstein Lantman-de Valk HMJ van, Schoonbrood-Lenssen AMJ, Metsemakers JFM, Dinant GJ & Crebolder HFJM. Reïntegratie van mensen met een verstandelijke beperking. Samenwerking tussen huisarts en AVG: Kansen en problemen. TVAZ 2001;19:(2) 5-7.
Thiel GJ van, Huibers A, Haan K de. Met zorg besluiten. Beslissingen rond het levenseinde in de zorg voor mensen met een verstandelijke handicap. Van Gorcum, Assen 1997.
Walsh PN & Heller T. (eds) Health of Women with Intellectual Disabilities. Blackwell, Oxford UK, 2002.

Afkortingen

AVG	Arts voor Verstandelijk Gehandicapten
HIS	Huisarts Informatie Systeem
ICPC	International Classification of Primary Care
MCG	Multipel Complex Gehandicapte
PGB	PersoonsGebonden Budget
RIO	Regionaal Indicatie Orgaan (voor alle zorgfuncties)
SPD	Sociaal Pedagogische Dienst
SPZ	Sociaal Pedagogische Zorg

Websites

www.nvavg.nl: website van de Vereniging van artsen in de zorg voor verstandelijk gehandicapten. Met richtlijnen, informatie over de mogelijkheden van AVG's en de opleiding, en links naar informatie over syndromen en comorbiditeit.

www.lkng.nl: website met informatie over onderwerpen uit de Nederlandse zorg voor mensen met een verstandelijke handicap. Literatuurverwijzingen, links, bijeenkomsten.

www.zetnet.nl: een website door en voor mensen met een verstandelijke beperking.

www.ookjij.nl: kleurige website met veel beeldmateriaal voor mensen met een verstandelijke beperking.

www.steffie.nl: kleurige website met veel beeldmateriaal voor mensen met een verstandelijke beperking.

www.drempelsweg.nl: website voor mensen met een verstandelijke beperking.

www.actroermond: website voor mensen met een verstandelijke beperking.

www.iassid.org: de website van de International Association for the Scientific Study of Intellectual Disability. Informatie, literatuurverwijzingen, studiegroepen die zich richten op deelonderwerpen zoals *health*, *aging* en diverse andere.

www.aamr.org: de website van de Amercian Association on Mental Retardation. Informatie en literatuurverwijzingen. Amerikaans georiënteerd.

www.downsyndroom.nl: de website van de oudervereniging van ouders van een kind met Downsyndroom. Met veel handige tips voor omgang, opvoeding en de Downsyndroom-poliklinieken, en veel verwijzingen over comorbiditeit.

www.bosk.nl: website over spasticiteit. Website van de Bond van ouders van spastische kinderen.

www.sein.nl: website met veel informatie over epilepsie en risico's die daaraan verbonden zijn.

www.lcig.nl: website over indicatiestelling en financiering van de zorg. Ook informatie over persoonsgebonden budget (PGB).

www.fvo.nl: website van de oudervereniging. Informatie over syndromen en over specifieke problemen van ouders. Discussieforum.

www.vsop.nl: website van de samenwerkende ouder- en patiëntenverenigingen.

www.gr.nl: informatie over adviezen van de Gezondheidsraad, dus ook van het in oktober 2002 verschenen advies (2002/14) over anticonceptie voor mensen met een verstandelijke beperking. Ook een folder voor de mensen met een verstandelijke beperking zelf.

http://verstandelijkgehandicapt.pagina.nl: deze website geeft een breed overzicht van het hele terrein van verstandelijke beperking.

www.nigz.nl: website met informatie over mondhygiëne bij mensen met een verstandelijke beperking.

www.somma.nl: website van de Landelijke vereniging van sociaal-pedagische diensten. (SPD, SPZ-en)

Adressen

Netwerk DVG

Diëtisten verstandelijk gehandicaptenzorg zijn werkzaam in instellingen of zelfstandig gevestigd. U kunt in contact komen met een diëtist verstandelijk gehandicaptenzorg via:

- het Landelijk Netwerk Diëtisten Verstandelijk Gehandicaptenzorg (DVG), telefoonnummer: (055) 369 61 69;

- de Nederlandse Vereniging van Diëtisten (nvd), telefoonnummer: (0412) 62 45 43;
- de Diëtisten Coöperatie Nederland, telefoonnummer: 06-53 21 07 00.

SPZ

De Sociaal-Pedagogische Zorg is een regionale voorziening voor maatschappelijk werk ten behoeve van mensen met een verstandelijke beperking en hun families. Zij zijn direct toegankelijk, ook zonder verwijzing, en kunnen adviseren ten aanzien van plaatsing van en dagbesteding voor mensen met een verstandelijke beperking. Zij kunnen bemiddelen bij indicatiestelling voor zorgvoorzieningen, gespecialiseerde thuishulp, praktisch-pedagogische gezinsbegeleiding, logeerplaatsen, en zijn op de hoogte van het steeds diversere zorgaanbod voor mensen met een verstandelijke beperking binnen hun regio.

SOMMA

De SOMMA, het landelijk overkoepelend orgaan van de SPZ, is op de volgende manieren te benaderen:
Bezoekadres: Maliebaan 71 f, Utrecht
Postadres: Postbus 85271, 3508 AG Utrecht
Telefoon: (030) 236 37 07
Fax: (030) 234 07 72
E-mail: www.somma.nl
Via de SOMMA zijn ook de regionale e-mailadressen en telefoonnummers op te vragen.

FvO

De FvO, de Federatie van Ouderverenigingen, samenwerkingsverband van vijf landelijke verenigingen van mensen met een verstandelijke handicap, hun ouders en verwanten, is op de volgende manieren te benaderen.
Bezoekadres: Maliebaan 71 h, Utrecht
Postadres: Postbus 85276, 3508 AG Utrecht
Telefoon: (030) 236 37 67
Fax: (030) 231 30 54
E-mail: www.fvo.nl

BOSK

Al vijftig jaar zet de BOSK zich in voor mensen die vanaf hun jeugd een motorische handicap, een schisis of een spraak/taalstoornis hebben. De BOSK is een vereniging voor deze kinderen en volwassenen zelf, voor hun ouders, voor artsen en voor andere hulpverleners. Binnen de BOSK wordt kennis en ervaring uitgewisseld tussen artsen, paramedici, andere hulpverleners en ouders. Knelpunten in de zorg of ondersteuning kunnen zo snel worden onderkend en opgelost. De BOSK zorgt ervoor dat leden en deskundigen van en met elkaar leren.

Bezoekadres: Churchilllaan 11, 2e verdieping, Utrecht
Postadres: Postbus 3359, 3502 GJ Utrecht
Telefoon: (030) 245 90 90
Fax: (030) 231 38 72

Centra voor Expertise en Consultatie

(Deze zijn in te schakelen bij langdurend probleemgedrag, zie hoofdstuk 2)

Regio Zuid-Holland en Zeeland
Gouda; telefoon: (0182) 69 22 44
E-mail: consteam@planet.nl

Regio Noord-Brabant en Limburg
Veldhoven; telefoon: (040) 253 94 78
E-mail: consulenten@consteam-bra-lim.nl

Regio Utrecht en Noord-Holland
Utrecht; telefoon: (030) 296 49 41
consutnh@xs4all.nl

Regio Overijssel, Gelderland en Flevoland
Enschede; telefoon: (053) 480 58 90
E-mail: secretariaat@consulententeam-ogf.nl

Regio Groningen, Friesland, Drenthe
Groningen; telefoon: (050) 520 60 20
E-mail: cons.nn@wxs.nl

Register

Practicum huisartsgeneeskunde

In de reeks *Practicum huisartsgeneeskunde* zijn nog leverbaar:

Astma en COPD
Bovenbuikklachten
Conflicten met patiënten
De geriatrische patiënt
Diabetes mellitus in de huisartspraktijk
Ethische problemen in de huisartspraktijk
Functionele buikklachten
Gehoor- en evenwichtsstoornissen
Huisarts en bedrijfsgezondheidszorg
Huisarts en moeheid
De huisarts en de patiënt met een verstandelijke beperking
Huisarts en pijn op de borst
Huisarts en sport
Hypertensie
Menstruatieklachten
Mondaandoeningen in de huisartspraktijk
Schildklierziekten
Schouderklachten
Seksuele problemen
Somatisatie
Spoedgevallen
Urologische problemen
Zieke zuigelingen

Made in United States
North Haven, CT
16 November 2025

82487634R00050